맥진, 몸과 마음을 읽다

맥진, 몸과 마음을 읽다

2023년 11월 20일 1쇄 찍음
2023년 11월 30일 1쇄 펴냄

지은이   황재옥
펴낸곳   솔트앤씨드
펴낸이   최소영

등록일   2014년 4월 7일 등록번호 제2014-000115호
전화   070-8119-1192
팩스   02-374-1191
이메일   saltnseed@naver.com
ISBN   979-11-88947-11-9 03510

몸과 마음의 조화 솔트앤씨드

솔트는 정제된 정보를, 씨드는 곧 다가올 미래를 상징합니다.
솔트앤씨드는 독자와 함께 항상 깨어서 세상을 바라보겠습니다.

숨어 있는 병의 원인을 과학적으로 찾아내는 한의학적 건강검진

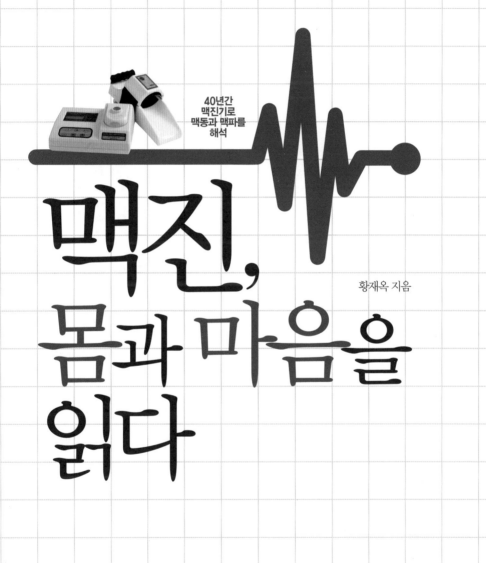

40년간
맥진기로
맥동과 맥파를
해석

맥진,
몸과 마음을
읽다

황재옥 지음

솔트앤씨드

프롤로그

"자네 나무에서
떨어졌구만!"

중고등학생 시절에 나는 한의학에 관심이 없었다. 당시엔 법대를 목
표로 공부하면서, 좋은 성적을 유지하기 위해 무진장 노력했다. 그
결과 중학교를 졸업하고 대구로 와서 고등학교에 좋은 성적으로 입
학할 수 있었다. 등수를 유지하기 위해 중학교 2학년 때부터 나는
잠이 안 오는 약을 먹었다. 시골에서는 버스를 타고 학교를 등하교
하는 데에 시간이 많이 소비되기 때문에, 성적을 유지하려면 잠을
줄이는 것밖에 방법이 없었다. 새벽 3, 4시까지 공부하기 위해 매일
두 알씩 약을 먹었다. 그렇게 4년 동안 약을 먹고 나니 언제부터인
가는 배가 너무 아파서 통증 때문에 견디지 못하는 날이 계속됐다.
결국엔 대구 파티마병원에서 엑스레이를 찍고 위(胃) 사진을 찍는
검사를 했다.

　의사는 위에 구멍이 나서 통증이 생긴 것이라며 위를 잘라내야 된

다고 말했다. 어린 마음에 "위를 잘라내면 밥을 어떻게 먹어요?" 하고 물었던 기억이 난다. "위를 잘라내고 소장하고 이어서 밥 먹어야지"라는 대답을 들었는데, 고등학생이었던 그때 심정은 '그러면 내가 어떻게 살지?' 싶은 생각으로 참담했다. 위를 잘라낼 수는 없다고 생각했기 때문에 이후로 나는 방법을 찾기 위해 절에도 가보고 물 좋다는 약수터도 가보고 사방을 돌아다녔다.

그러던 어느 날 하숙집 아줌마가 나를 대구 신암동으로 데리고 갔다. 그때는 한약방이라고 부르던 곳이었는데, 도포 입고 긴 담뱃대를 든 70대 초반의 할아버지가 "자네 어디가 아파?" 하고 물었다. 의사처럼 가운을 입은 것도 아니었고 어려서 잘 몰랐는데, 맥(脈)을 잘 짚는 분이었던 것 같다. 손을 내밀라고 해서 줬더니 대뜸 "자네 나무에서 떨어졌군"이라는 말이 돌아왔다. 깜짝 놀란 나는 "그걸 어떻게 알아요?" 하고 물었는데, 그 할아버지는 "떨어졌어, 안 떨어졌어?"라고 되물었다.

이 할아버지를 찾아간 때는 고등학교 3학년 10월이었는데, 내가 새알을 주우려고 나무 위에 올라갔다가 떨어졌던 건 초등학교 저학년 때였다. 올라갈 때는 열심히 올라갔는데 나무에서 내려오려고 아래를 봤더니 까마득해 보여서 순간적으로 손을 놓아버렸고 나는 땅으로 떨어져버렸다. 한약방에 갔던 그때는 이미 10년이 지난 이야기를 어떻게 알까 싶어서 "할아버지 도사세요?"라고 물었는데, "한의사가 이 정도는 알아야지. 걱정하지 마. 한 달 안에 고쳐줄게"라고 하셨다. 그리고선 배에 침을 4군데 맞았는데, 지금 생각해보면 중완(中脘)혈 부근이었던 것 같다. 약을 석 제(劑) 지어주신 걸 먹고는 지금 60대가 될 때까지 안 아픈 걸 보면 그 할아버지는 고수였다고 생각한다.

그 할아버지와의 만남은 내 인생을 완전히 바꿔놓았다. 나는 법대를 지망하는 문과생이었지만 당시에는 교차 지원이 가능했기 때문에 진로를 바꿔 경희대 한의대를 갈 수 있었다. 이과로 넘어온 문과생이 흔하지는 않았는데, 그 할아버지 한의사가 내 진로를 바꾼 셈이다. 한의대에 온 사람 중에는 아팠던 경험이 있는 사람이 많았다. 동기들 중에 10여 명은 아팠다가 한의사의 도움을 받고 이 길을 걷기로 결심했다고 했다.

당시에는 한의대에 들어가고 한의사가 되면 모두가 그런 능력이 생기는 건 줄로만 알았다. 하지만 실제로는 개인마다 실력 차이가 천차만별이라는 걸 알고 예과 1학년 때부터 적잖이 실망을 했다. 맥진(脈診)에 반해서 그걸 배우고 싶어서 한의대로 왔는데 어떻게 하면 제대로 배울 수 있을지 막막해서 답답한 심정일 때가 많았다.

지금도 마찬가지로 한의대에 들어왔다가 고수를 만나지 못해 헤매는 사람이 많다. 안타깝지만 대학교 입학할 때 시험 점수를 잘 받았던 것이 곧 임상 현장에서의 실력으로 이어지지는 않는다. 한의학에 발을 들였다면 한의학의 본질을 이해하고 그에 맞는 공부를 지속해야 한다. 뭘 모르는 사람은 자기가 모른다는 사실조차 인지하지 못해서 자신이 최고라고 떠드는데, 진짜 고수는 공부를 많이 하면 할수록 '내가 모르는 게 아직도 있구나' 싶어서 겸손해지는 법이다. 중요한 것은 끝까지 배움을 갈구하고 연구를 계속해야 한다는 것이다. 40년 가까이 임상에서 맥진을 하다 보니까 나도 이제는 '예전에 떨어졌던 충격이 있다' 같은 걸 맥을 보고 구별해낼 수 있다.

내가 맥진을 제대로 배우게 된 건 백희수 선생님을 만난 것이 계기였다. 그분은 최초로 맥진기를 개발한 분인데, 선생님께 배우고 실습한 덕분에 손으로 맥을 짚는 대신 12장부의 맥파와 맥동을 결과지로 받아들고 해석할 수 있게 됐다. 그동안 한의학의 진단은 너무 주관적이고 가변적이라는 비평을 받아왔다. 맥을 짚는 데 능통한 몇몇 고수들을 제외하면 너무 감으로 치료한다는 것이다. 그러나 맥이 그려내는 파형을 가시적으로 볼 수 있는 맥진기가 개발됨으로써 한의사가 손의 감각만으로 맥을 짚는 건 근거가 부족하다는 우려를 완전히 씻을 수 있게 되었다. 지금은 이 맥진기를 세계화시키는 것이 내 인생 목표가 되었고, 그 첫 단추로 캄보디아에서 맥진을 가르칠 대학교를 설립하기 위해 준비 중이다.

환자들이 내게 자주 하는 말이 있다. "다른 한의원에 갔었는데 요새는 왜 한의원에서 맥을 안 짚어줘요?"라는 것이다. 침과 추나만으로 한의원이 돌아가는 곳이 많다 보니까 환자는 의문을 품는 것이다. 환자는 자신의 몸 상태를 정확히 알고 싶은데 병원에서든 한의원에서든 들을 수 없는 경우에는 답답해할 수밖에 없다.

한의학에서 환자의 상태를 진단하는 법은 망문문절(望聞問切)로 요약된다. 안색, 몸짓 등을 살펴보는 망진(望診), 환자나 보호자에게 물어서 파악하는 문진(問診), 숨소리, 음성 등을 듣는 문진(聞診), 손으로 누르거나 만져보는 절진(切診)의 4가지다. 요즘의 한의사들은 환자에게 물어서 파악하는 문진(問診)을 주로 많이 하지만, 한의학의 진단 중에 가장 기본이 되는 것은 사실 절진(切診)이다. 그중에서도 맥을 짚는 맥진(또는 '진맥'이라고 한다)은 기본 중의 기본이다. 고수는 환자가 걸어오는 것만 봐도 질병을 파악하기도 하지만, 반드시 맥을 짚어서 확인을 거쳐야 하는 법이다. 병원에서 의사가 짐작만으로 진단하지 않고 혈액검사, 소변검사, CT나 MRI 촬영을 하고 확진을 내리는 것과 같다. 그래서 한의학의 꽃은 맥진이다.

내가 본과 4학년 때 이종형 교수님은 이런 말씀을 하셨다. "한의사가 맥을 모르면 엄밀히 말해서 눈뜬 장님이다. 그러니까 졸업하거든 선배들 중에 맥을 보는 사람이 있으면 무조건 배워라." 이 교수님은 학생들에게 매우 존경받는 분이셨는데 『의학입문』을 통째로 외울 정도로 대단한 분이었다. 교수님 말씀대로라면 나의 경우는 그때 이미 백희수 선생님께 맥진을 배우고 있어서 다행이었다.

한의학에는 수천 년간 써왔던 훌륭한 치료법들이 있다. 그러나 문제는 진단이다. 진단이 정확해야 그런 다양하고 훌륭한 치료법을 사례에 맞춰 적용할 수 있을 것이다. 이 책은 진단에 관한 책이며, 이럴 때는 이런 처방을 하라는 치료법을 담은 내용이 아니다. 치료법은 번외로 하고 환자가 가장 궁금해하는 3가지 질문에 대해서 이야기할 것이다. "제 병이 뭐예요?" "제가 왜 아픈 거예요?" "고칠 수 있어요?" 이것이 그동안 내게 환자들이 가장 많이 질문하며 궁금해했던 것이다. 40년 가까이 임상에서 나는 맥진기를 활용해 환자를 진단하고 상담해왔다. 그 사례들과 맥진의 원리를 이 책에서 풀어보려고 한다.

환자들은 자신이 가진 문제를 모두 다 털어놓지 않는다. 그렇지만 맥진기를 활용하면 묻지 않고도 숨겨진 질병까지 파악할 수 있다.

또 치료 전후의 맥파를 비교함으로써 치료가 더 필요한지, 치료를 종료해도 되는지 환자와 객관적으로 정보를 공유할 수 있다. 맥진기를 통해 맥동과 맥파를 봄으로써 희귀 난치성이라고 부르는 질병도 한의학적으로 원인을 찾아내기가 수월해졌다.

환자는 건강할 때의 맥진 결과지를 가지고 있으면 각자의 사정에 따라 3개월, 6개월마다 또는 1년, 2년마다 맥진검사를 하고 맥파를 비교해봄으로써, 큰 병이 들기 전에 건강관리를 할 수 있다. 맥진은 몸의 이상은 물론 심리적으로 닥친 큰 문제도 잡아낼 수 있다. 오래된 일, 만성적인 것까지 알 수 있다. 맥진은 12개의 청진기를 몸에 대고 상태를 파악하는 것과 같은 일이다. 모든 질병을 전신질환 관점에서 진단하고 치료할 수 있기 때문에 무엇보다 훌륭한 검진 도구가 될 수 있다.

현대인들은 미디어를 통해 서양의학적 사고방식으로 의료 상식이 학습되어 왔다. 자본주의 사회에서 새로운 병명을 만들어내는 건 새로운 시장을 만들어내는 것과도 같은 일이라서 그런지, 새로운 이름의 질병들이 많이 생겨나고 그 이름에 익숙해지고 있다. 반면에 원래의 한의학은 그것과는 다른 시선으로 인간과 세상을 바라보는 동양적 사고의 학문이다. 병명을 붙이는 것보다는 환자 개인별로 '병의 원인이 무엇인가'를 찾는 것이 더 중요한 학문이며, 이 책 또한 그런 관점에서 이야기할 것이다. 이 책을 읽는 분들도 그동안 익숙해졌던 서양의학적 관점은 잠시 내려두고, 다른 환자들의 한의학적 진단 사례를 살펴봄으로써 자신의 몸 상태를 이해하는 데 도움이 될 맞춤 힌트를 얻어가기 바란다.

목차

프롤로그 자네 나무에서 떨어졌구만!" · 4

1장 환경이 질병을 만든다

"근무지가 바뀌니 맥이 바뀌었네요" · 15
"앉아만 있어서인지 온몸이 물통이에요" · 22
"먹는 즐거움과 위장장애를 바꾸셨네요" · 29
먹으면 체했던 이유는 '속상해서' · 38
"마음은 안정됐는데 육체가 괴롭네요" · 46
우리 딸이 유난히 까칠했던 이유 · 54
위경련을 일으킨 보이스피싱 사건 · 62
한의학에서 난치병은 개념이 다르다 · 70
"알츠하이머 진단받았던 사람 맞나요?" · 76

2장 오장육부의 기능을 한눈에 바라본다

12장부의 관찰에는 순서가 있다 · 89
영육의 건강이 27맥에 담겨 있다 · 97
남자는 기장부, 여자는 혈장부 위주로 · 108
오장의 문제인가, 육부의 문제인가 · 116
만성적인가, 최근에 발병했는가 · 127
맥파에 나타나는 근골격계 질환들 · 133
기능적 관점에서 보면 난치병도 고친다 · 140

3장 **12장부는 관계성을 가진다**

상초와 하초는 밸런스를 이뤄야 한다 · **151**

심장은 12부의 사령탑이다 · **159**

폐는 기를 관장하는 으뜸 기관이다 · **169**

간은 몸을 방어하는 장군과 같다 · **174**

비장맥에서 뇌의 활동을 본다 · **179**

신장과 방광은 비뇨기와 척추를 본다 · **187**

육부에 병이 있는데 원인은 오장에 있다? · **196**

4장 **마음이 다쳐서 몸이 아픈 사람들**

마음속 깊은 상처는 맥에 나타난다 · **205**

퇴근하면 집에 가서 또 일해야 하는 워킹맘 · **213**

아프진 않지만 심장이 추운 사람들 · **219**

엄마 아빠가 행복하면 아이도 행복하다 · **224**

엄마의 욕심과 아이의 희망이 충돌할 때 · **230**

꽁한 남자, 여성스러운 남자 · **237**

치료를 위해 일을 그만둘 수 있을까 · **245**

5장 **12장부를 이해하면 양생법이 보인다**

무리하면 기력이 딸려 폐가 싫어한다 · **255**

팔다리를 움직여야 비장이 건강하다 · **260**

마음의 상처는 심장에 타격을 입힌다 · **266**

화를 다스리지 못하면 간담이 상한다 · **272**

낮밤의 구별이 있어야 신장이 편안하다 · **280**

위와 장은 찬물에 괴로워한다 · **288**

허리를 숙이고 걸으면 인생도 꺾인다 · **296**

에필로그 소니 회장이 한국에 찾아온 이유 · **300**

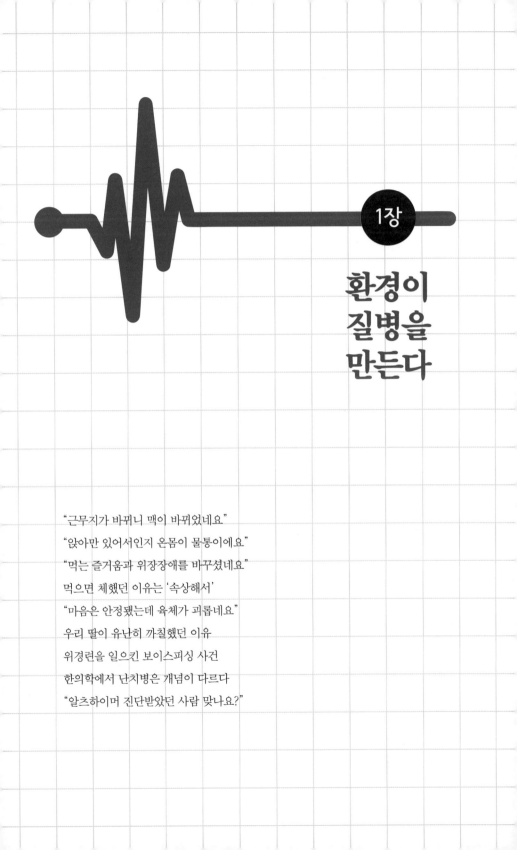

1장

환경이
질병을
만든다

"근무지가 바뀌니 맥이 바뀌었네요"
"앉아만 있어서인지 온몸이 물통이에요"
"먹는 즐거움과 위장장애를 바꾸셨네요"
먹으면 체했던 이유는 '속상해서'
"마음은 안정됐는데 육체가 괴롭네요"
우리 딸이 유난히 까칠했던 이유
위경련을 일으킨 보이스피싱 사건
한의학에서 난치병은 개념이 다르다
"알츠하이머 진단받았던 사람 맞나요?"

"근무지가 바뀌니
맥이 바뀌었네요"

맥진기로 맥진검사를 하면 오른쪽 손목에서 6개, 왼쪽 손목에서 6개, 모두 12개의 맥파를 맥동수와 함께 얻어낼 수 있다. 이것을 판독하면서 우선 알아야 할 것은 맥파 모양이 찌글거리지 않고 반듯한 것이 건강한 정상인이라는 점이다. 건강한 사람은 12개의 맥파 모양이 비슷하고 일정하다. 맥과 맥 사이의 간격(맥동)도 역시 들쑥날쑥하지 않다. 100미터 달리기를 한 후에 맥진검사를 하는 것이 아닌 이상, 누구나 자기 고유의 맥동이 있으며 건강한 사람이라면 맥파가 변하지 않는다. 그러다가 만약 병이 들었다면 맥이 변한다. 변화가 있었던 맥은 치료 후 건강해지면 맥동도 맥파도 다시 정상으로 돌아온다.

내가 서울에서 진료를 하던 때에 환자 중에 까리따스수녀회에서 해외 선교사로 일하는 수녀님이 있었다. 스페인에서 3년에 한 번씩 한국에 들어올 때마다 내게 찾아와서 진료를 보는데, 자궁근종을 체크하기 위해서였다. 수녀님들은 성모병원이나 바오로병원 같은 가톨릭재단에서 건강검진을 받는데, 간호사 수녀님 한 분이 검진 결과 아픈 분이 있으면 모두 나에게 보내는 바람에 알게 된 분이었다. 이 수녀님은 자궁근종이 있긴 해도 별다른 이상 증상은 없었기 때문에 적출하지 않고 체크만 하고 있었다.

처음 만났을 때 수녀님은 스페인 내륙의 마드리드에서 근무했다. 그때 맥진검사를 했을 때는 맥파가 위로 뜨는 모양이었는데, 그것은 한의학에서 바람 부는 환경을 의미한다. 어느 날 3년 만에 와서 맥진검사를 했는데 전과 달리 맥파가 전반적으로 아래로 처진 모양으로 나왔다. '특별히 몸에 아픈 증상은 보이지 않는데 왜 이렇지?' 의아한 생각이 들어서 물어보았다. "3년 전에 오셨을 때는 12장부 맥이 모두 건조하고 바람 부는 맥이었는데, 지금은 왜 축축하게 변했어요?" 그랬더니 "제가 발령지가 마드리드에서 바르셀로나로 바뀌었어요"라고 답했다.

내가 스페인에 가본 적이 없어서 그곳 날씨가 어떤지 물었더니, 전에 근무하던 마드리드는 바람이 많이 불고 건조한 곳이고 바르셀로나는 해변가 날씨라고 했다. 기후 변화가 인간의 몸에 그대로 반영된다는 것을 확인하는 순간이었다. 마드리드는 바람이 불고 건조한 곳이라 12개 맥이 모두 긴장되고 위로 뛰는 맥이었고, 해변가인 바르셀로나는 습기가 많은 곳이라 12개 맥이 모두 밑으로 내려앉는 모양의 맥이었던 것이다.

[그림 1] 건조한 내륙에 살 때의 맥

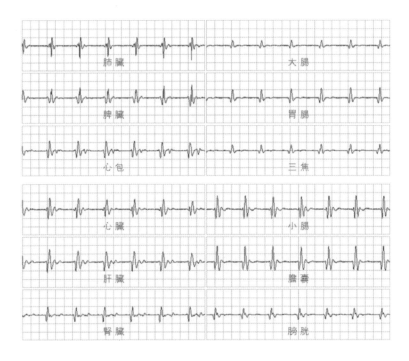

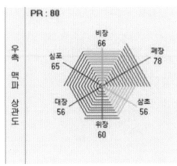

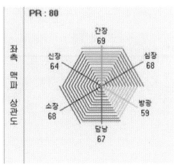

[그림2] 습한 해안가에 살 때의 맥

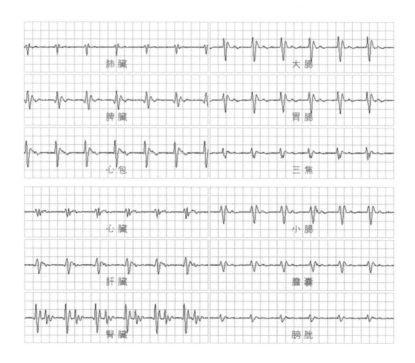

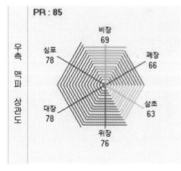

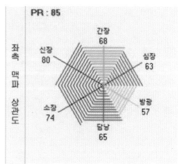

인간의 질병은 외부 환경에 영향을 받는다. 그것을 한의학적으로 표현하면 기후를 나타내는 풍한서습조화(風寒暑濕燥火)다. 바람(風), 추위(寒), 더위(暑), 습기(濕), 건조(燥), 열기(火) 등 6가지는 육기(六氣)라고 해서 본래는 정상적인 자연계의 기후 변화를 말하며 만물이 생장하는 조건이 된다. 그러나 이것이 과하거나 부족해져서 건강 이상으로 나타나면 육음(六淫)이 된다. 거센 바람, 장마, 오랜 가뭄, 심한 추위 등이 질병을 일으키는 원인이 되는 것이다.

기후 환경은 질병을 일으키는 외부 요인

육음은 단독으로 병인(病因)이 되기도 하지만 둘 이상의 요인이 겹쳐 질병을 일으키기도 한다. 육음이 인체에 침입할 때 피부를 따라 들어가거나, 코, 입으로 흡수되거나 두 가지가 동시에 진행되기도 한다. 그중 풍으로 인한 병은 그 범위가 넓고 변화가 많아서 100가지 병 중에 첫째가는 것이라고 말한다. 그 예로 우리가 가장 흔하게 접하는 것이 감기다. 추운 지방에서 생활하는 사람 중에 뚱뚱한 사람이 없고 마른 사람이 대부분인 것은 우연이 아니다. 호흡기 질환이 많은 것도 역시 우연이 아니다.

바람에 많이 노출되면 중심을 잃고 넘어지고, 한기에 노출되면 오들오들 떨게 된다. 이런 기후 환경은 한의학에서 이름짓던 병명에도 반영됐다. 뇌혈관 장애로 정신을 잃고 넘어지면 중풍(中風)이라고 했다. 입이 돌아가는 걸 와사풍(喎斜風)이라고 했으며, 출산 후에 한기가 들면 산후풍(産後風)이라고 했다.

맥진기로 측정하는 맥파는 같은 환경 조건이면 같은 결과를 잡아내기 때문에 거짓말을 못한다. 맥진을 보면 그 사람이 살아가면서 몸에 영향을 미친 환경을 알 수 있고, 심리적 감정 상태까지 알 수 있다. 우리 모두는 날씨의 변화를 겪는다. 바람, 더위, 추위, 건조함, 축축함 등에 노출되며 그 안에서 살아간다. 한의학에서는 이것이 살아가면서 건강에 영향을 미치는 외부 인자라고 본다. 그리고 그 결과는 맥진검사를 하면 고스란히 나타난다.

날씨는 몸에 과하게 영향을 주어 나쁜 기운이 되기도 한다. 육음의 음(淫)은 '음란할 음' 자인데 여기서는 나쁜 기운을 말한다. 현대의 각종 전염병도 외부적인 요인에 기인한 것이다. 이것을 역려(疫癘)라고 말하는데, 기후의 특수한 변화와 환경위생의 불량으로 인해 전염성이 강한 질환을 일으킬 수 있다.

스페인에서 근무지를 옮겨간 수녀님의 경우처럼 기후 변화는 확실히 인체에 영향을 준다. 그 옛날의 중국 땅을 떠올려보자. 넓은 땅덩어리 중 어느 지역에 사는지에 따라서 풍한서습조화가 달랐을 것이다. 치료 도구가 발달한 것도 지방에 따라 달랐다. 추운 북방 지방에서는 뜸을 썼고, 따뜻한 지방에 사는 사람은 나쁜 기운을 빼내는 방법이 발달했다.

바람이 적당히 부는 것이 아니라 허리케인 급으로 불면 집도 사람도 날아간다. 봄바람은 좋지만 봄에 겨울바람이 불면 이상기온이라고 말한다. 밤에 이불을 안 덮고 자다가 밤새 찬바람에 노출되면 삿된 기운이 내 몸에 들어가 감기에 걸린다. 약간 추운 건 견딜 수 있

지만 너무 추우면 동상에 걸리고 얼어 죽는다. 맥을 봤더니 얼기 직
전이다 싶으면 더 늦기 전에 빨리 몸을 데우는 치료를 해야 한다. 맥
을 살피면 병명이 무엇이 됐든 몸에 바람이 들어갔는지, 찬 기운이
들어갔는지, 물기가 너무 많아서 축축한지 병의 원인을 파악해서 그
에 적합한 치료를 할 수 있다.

"앉아만 있어서인지
온몸이 물통이에요"

인간에게 환경은 참 중요하다. 같은 기후대에 살아도 각자의 환경에 따라 풍한서습조화(육음)에 노출된다. 그중에서도 직업은 인간의 질병에 많은 영향을 준다. 용광로 옆에서 일하는 사람이라면 매일 뜨거운 화기(火氣)에 노출될 것이고, 그것은 자신의 몸에 영향을 주어 맥에도 그대로 나타난다.

원주에서 버스 광고 문구를 보고 크게 공감한 적이 있다. 건강보험관리공단에서 하는 광고였는데 정확한 문구는 생각나지 않지만 '직업이 곧 병의 원인이다'라는 뜻이었다. 나는 수십 년 동안 정기적으로 맥진 강의를 해왔는데, 그때마다 "직업을 알면 병이 보인다"고 말하곤 했다. 치과의사라면 목과 어깨가 많이 아프고 미용사라면 팔목이 많이 아픈 것이 당연하다. 건강보험관리공단은 가능한 한 질병을 일찍 발견해서 비용을 줄이자는 것이 목표이기 때문에 통계를 내 보고 직업과 질병의 관련성을 알았을 것이다.

현대에는 직업적으로도 풍한서습조화에 노출된다. 얼음 공장에서 일하는 사람이라면 찬 기운이 지속적으로 몸에 영향을 끼친다. 땅굴 속에 들어가는 광부, 변압기를 고치는 전기수리공 등 각자에게 노출 된 환경이 몸에 영향을 주어 맥파를 형성하기 마련이다. 맥진을 하 는 40년 가까운 세월 동안 '이 사람은 왜 계속 이런 맥이 나타날까' 궁금해하며 환자들과 이야기를 나눠본 결과 직업, 주거환경 등이 원 인으로 작용한다는 것을 확인했다.

그러면 용광로 옆에서 일하던 사람은 어떤 병에 걸릴까? 화기에 노출되는 환경이니까 그 사람 몸의 물기를 말려버려 조병(燥病)에 걸릴 것이다. 이럴 때는 맥에서도 물기가 마른 깔깔한 맥(삽맥)이 나 타난다. '깔깔하다'는 거칠고 물기가 마른 걸 말한다. '성격이 까칠 하다', '피부가 까칠하다'라는 표현이 있는데, 이것은 성격이 메마르 다, 피부가 건조하다는 뜻이다. 피부를 문질러봤는데 건조할 때는 물에 불려서 때를 밀고 나면 뽀송뽀송해진다. 마찬가지로 맥이 건조 할 때는 물기를 채우는 치료를 한다.

귀에서 '삐' 소리가 나는 이명 환자들은 다양한 배경을 지니고 있 다. 용광로에서 일하는 사람과 얼음공장에서 일하는 사람이 같은 이 명에 걸렸다면, 증상은 같아도 처방은 달라진다. 두 가지 모두 임상 에서 본 적 있는 환자들이다. 용광로에서 일하는 환자는 시원한 약 을 쓰면서 물을 채우는 처방을 하고, 얼음공장에서 일하는 환자는 뜨끈뜨끈하게 데우는 약을 써야 한다. 한의학에는 그런 처방들이 잘

갖춰져 있다. 이명이 나타났는데 서양의학적 사고로 귀만 들여다본다면 청력검사에서 정상이라는 이유로 치료 없이 돌려보낼 수밖에 없다. 한의학에서는 전체적인 관점에서 병인을 찾아 원인을 제거하고 기능을 정상화하며 밸런스를 조절하는 치료를 한다. 그러면 이명이나 난청이 사라지고 귀는 다시 회복된다.

직업을 알면 병이 보인다

"소변을 너무 자주 보고요. 병원 가니까 단백뇨라고 하는데 특별한 약이 없대요. 한방으로 좋은 방법이 있나요?" 44세의 남성 환자가 내원해서 처음에 꺼낸 말이다. 술, 담배는 하지 않으며 지난해에 당뇨 수치가 경계선에 걸렸다고 한다. 그는 174cm의 키에 몸무게가 115kg에 육박하는 거구였는데 맥을 보니까 신장(콩팥)에 염증이 있고 온몸에 물기가 가득한 사람이었다.

"마흔네 살밖에 안 된 젊은 사람이 왜 몸이 물통이지요?" 물었더니, 환자가 어리둥절해하며 왜 그렇게 생각하는지 되물었다. 12장부 맥을 보면 전반적으로 밑으로 축축 처져 있다. 맥이 위로 올라가는 건 바람이고 따뜻한 기운이지만, 맥이 내려가는 건 습기를 말한다.

그는 심장에 과부하가 걸려 있고 심혈관이 깨끗하지 않은 데다가 만성적으로 온몸에 물이 가득해서 부어 있었다. 환자가 몸집이 큰 것은 살이 찐 것도 있지만 부종 또한 한몫한 것이다. 분명 아침에 일어나면 종아리도 붓고 온몸이 땡땡 부어 있을 것이다. 체중이 그렇

[그림 3] 온몸에 물기가 가득한 환자의 맥

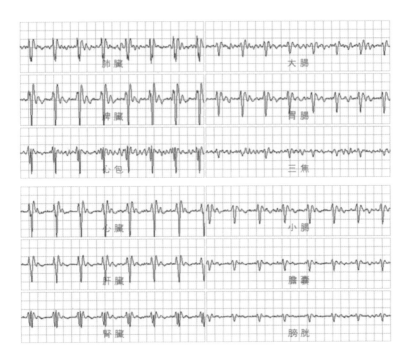

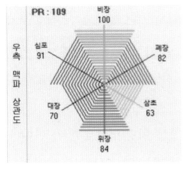

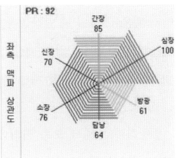

게 늘었으니 숨이 차고 몸은 무겁고 순환까지 안 되니까 만성피로에 허덕이고 있었다.

"키에 비해 몸이 크면 심장도 피를 빨리 뿜어야 되니까 마구 펌프질을 해야 합니다. 지금 심장이 뻑뻑해서 펌프질이 힘들어 낑낑거리고 있습니다. 실례지만 뭐하는 사람이에요?" 물었더니 8년 전부터 작명가로 일하고 있다고 한다. 원래는 몸무게가 85kg을 넘지 않았는데 늘 앉아서 일하면서 많이 먹고 운동을 안 하니 115kg까지 늘었다고 한다. 한의원에 오기 전에 병원에서 소변검사를 하고 단백뇨 판정을 받았다고 해서 신장맥을 보니 염증 때문에 소변을 자주 보는 사람이었다(소변 빈삭).

단백뇨는 사구체신염 환자에게 흔한 증상인데 맥을 보니 혈당은 별로 안 높아 보였다. 한약은 단백뇨에 잘 듣는데, 이 환자의 처방에는 시령탕을 썼다. 단백뇨가 있으면 열이 나서 견딜 수 없으니까 실열(實熱)을 다스리기 위함이었다. 복용하면 열도 가라앉고 몸도 가벼워질 것이다. 이 사람은 혈당관리도 해야겠지만 온몸이 축축한 상태이기 때문에, 이럴 때는 운동을 병행해야 한다. 물을 빼는 데는 몸을 부지런히 움직여서 땀을 배출하는 것이 가장 좋다. 건강해지기 위해 대소변을 자주 보고 땀 빼는 운동을 하는 것이 직접적인 치료가 되는 사례였다.

뚱뚱하다고 해서 모든 사람에게 운동 처방이 유효한 건 아니다. 나는 예전에 채널A의 '나는 몸신이다'라는 TV 프로그램에 출연한 적이 있다. 녹화할 때 몸이 뚱뚱한 한 출연진의 맥진을 요청받았다. 그는 맥이 전부 얼어 있었는데, "살 빼려고 하면 힘드니까 포기하세요"라고 말했다. 그의 맥은 체질적으로 살이 찔 수밖에 없는 맥이었다. "그렇지 않아도 포기했어요"라고 했는데 그동안 살 빼려고 안 해본 것 없이 노력을 했다고 한다. 그때마다 잠깐 빠졌다가 다시 되돌아온다고 했다. "왜 살이 안 빠지는지 아세요? 12개 맥이 전부 얼어붙었기 때문에 그걸 녹이려면 옹기 가마 속에 뛰어들어야 가능합니다." 그렇게 설명해주었다.

작명가 환자의 경우는 책상에 앉아서 거의 움직이는 것이 없었다고 하는데, 그렇게 오래 앉아 있으면 남자의 경우 제일 많이 병드는 곳이 전립선과 신장이다. 하루종일 앉아 있으면서 습(濕)이 고이면 허리부터 아프다. 운동을 안 하면 다리통은 굵어지고 배가 나온다. 컴퓨터 관련 일을 하는 사람 중에 하루 종일 먹으면서 자판만 두드리고 있는 사람은 대부분 똥배가 나왔다.

이 사람은 살 빼려고 온 건 아니었지만, 맥을 살펴보니까 자신의 몸이 어떻다는 걸 이해해야 했다. 심장의 과부하로 숨찬 것을 벗어나 건강하고자 한다면 어떻게 생활해야 할지 양생(養生)의 관점에서 접근해야 한다. "앉아만 있지 말고 아침에는 일찍 일어나고 저녁에는 한 시간이라도 아파트 주변을 뛰세요" 하고 강조했다. 물이 가득한 몸이기 때문에 그걸 빼기만 하면 해결되니까 운동 처방을 내린 것이다. 단백뇨가 해결되고 나면 이어서 물 빼는 약을 처방하기로 치료 계획을 세웠다.

살이 쪘다고 해서 모두 이런 맥이 나오는 건 아니다. 살만 빼면 몸의 증상이 나아지는 사람이 있고 그렇지 않은 사람이 있다. 사람들은 건강 정보를 절대화시키려는 경향이 있는데, 실제로는 그렇지 않다. 살이 찌는 이유는 여러 가지가 있다. 첫째는 게으른 것이다. 움직이고 싶지 않아서 살 빼고 싶지 않다는 사람도 있다. 둘째는 너무 먹는 걸 즐기는 것이다. 셋째는 하루종일 앉아 있는 것이다. 왜 살이 찌는지 분석하지 않고 다이어트 방법만 쫓아다니면 쉽지 않다. 일시적으로는 빠질 수 있지만 살찌는 이유가 되는 근본적인 습관을 고쳐주지 않으면 의미가 없다.

환자들은 아픈 원인이 불투명할 때 병원에서 흔히 이런 말을 듣는다. "스트레스성이에요", "운동 안 해서 그래요". 그런데 맥에서는 그보다 훨씬 많은 정보들을 알 수 있기 때문에, 한의원이라면 맥진 검사를 꼭 기본으로 해야 한다고 생각한다. 이 환자의 경우에도 심장맥을 보면 아래로 가시처럼 내리꽂혀 있는데, 마음에 근심이 들어갔기 때문이다. 이걸 보면 작명으로 돈벌이가 잘 안 돼서 수심이 가득하다는 걸 알 수 있다. 우울하니까 게을러지고 그게 다시 살찌는 원인이 된 것이다.

"먹는 즐거움과
위장장애를 바꾸셨네요"

한의학은 병명을 찾는 것보다 병인을 찾는 것이 더 중요한 학문이다. 몸 전체를 거시적으로 살펴보고 맥을 통해 병의 원인을 가려내야 정확한 치료를 할 수 있기 때문이다. 흔히 우리 몸의 장기를 '오장육부(五臟六腑)'라고 표현하는데, 맥진에서는 오장과 육부를 더해 11장부가 아니라 12장부로 분류되어 있다. 맥진 결과지를 보면 오른쪽 손목에서 얻어낸 기장부(폐, 비장, 심포, 대장, 위장, 삼초)의 맥이 위쪽에, 왼쪽 손목에서 얻어낸 혈장부(심장, 간장, 신장, 소장, 담낭, 방광)의 맥이 아래쪽에 배치돼 있다.

한의학의 12장부는 해부학적 장기로 생각하면 안 된다. "우리 몸에 심포가 어딨어? 삼초는 어디야?"라고 묻는 사람이 있다. 이건 애초에 질문이 잘못됐으니 답을 찾을 수 있을 리가 없다. 12장부는 해부학적 분류가 아니라 기능적 분류다. 현대인들은 서양의학적 사고로 분류된 장기의 이름에 익숙해져 있기 때문에 12장부의 목록을 보면 그 개념을 오해할 가능성이 다분하다. 물론 12장부가 해부학적 분류와 전혀 상관없는 것은 아니지만, 그렇지 않은 부분도 있기 때문에 몇 가지는 꼭 짚고 넘어가야 한다. 서양의학과 한의학은 인체를 바라보는 관점이 다르기 때문에, 이걸 반드시 알고 난 후에 이 책을 읽어야 제대로 이해할 수 있다.

첫째, 12장부에서 심장은 두 개다. 해부학적으로 심장이 두 개란 뜻이 아니니까 오해하지 않아야 한다. 맥진 결과지에 보이는 심포(心包)는 혈액을 펌프질해서 온몸에 퍼뜨리는 역할을 하는 심장을 말한다. 해부학적으로 바라보는 심장에 좀 더 가까워서, 현대인들이 보통 '심장병'이라고 생각하는 협심증, 심근경색 등의 질병을 이 심포맥에서 볼 수 있다.

반면 심장(心臟)은 마음을 보는 기관이다. 해부학적 분류보다는 기능적인 분류라고 생각해야 한다. 우리나라 땅에 최초의 서양식 병원이 생긴 지가 2023년 현재 기점으로 150년이 채 되지 않았다. 우리가 서양의학적 사고방식에 젖어든 지도 150년이 안 되었다는 뜻이다. 반면에 한의학적 사고는 우리가 쓰는 말에 고스란히 담겨 있다. 우리 몸속 DNA에는 몇 세기 동안 저장된 한의학적 사고가 있다는 말이다. 그러니 심장이 두 개라는 말도 이해할 수 있을 것이다. 어떤 일로 마음이 아플 때 우리는 "심장이 아파"라는 말을 쓰기도 한다. 그때의 '심장'이 바로 맥진 결과지에 있는 심장이다. 영어 사전을 찾아봐도 heart는 심장이기도 하고 마음이기도 하다.

둘째, 비장(脾臟)은 사려지관(思慮之官)이면서 동시에 창름지관(倉廩 之官, 또는 창품지관)이다. 고전에 쓰여 있는 말을 인용해봤는데, '창름'이란 음식 창고라고 생각하면 된다. 한의학에서 비장은 광의의 의미로, 현대 의학에서 말하는 비장과 췌장을 합해서 이르는 말이라고 할 수 있다. 굳이 해부학적으로 설명해보자면 그런 셈인데, 한의학에서의 장부는 현대 의학에서 말하는 기관과 일대 일로 대응시키기에는 무리가 있다. 그보다는 일종의 시스템이라고 생각하는 것이 맞다. 따라서 병인을 찾아 병을 고치기 위한 목적으로 12장부를 분류했다는 관점에서 접근하면 개념은 달라진다. '비위(脾胃)'라고 위장과 함께 말할 때 비장은 소화기관을 뜻하지만, 맥진 결과지에서 보는 비장은 뇌, 머리와 관련된 증상들도 반영한다. 사려(思慮)의 기관, 즉 고뇌, 염려 등 생각을 관장하는 기관이 비장이기 때문이다. 12장부의 분류가 기능적, 생리적 분류라는 점을 상기하기 바란다.

셋째, 신장(腎臟)은 물을 다루는 비뇨기관 전체를 말한다. 현대 의학에서 말하는 두 개의 콩팥(kidney)만을 일컫는 말이 아니다. 콩팥 위에 달린 엄지손가락 만한 기관인 부신, 콩팥에서 보낸 오줌을 모아두었다가 배출시키는 방광, 인접 기관으로 남성에게 중요한 전립선 등을 모두 포함한다. 한의학에서 신장은 통합적인 시스템을 말하는 것이라는 점을 기억하기 바란다.

넷째, 맥진에서 방광(膀胱)은 머리 정가운데에 위치한 백회혈부터 꼬리뼈까지의 방광 경락을 말한다. '방광'이라고 하면 우리는 오줌을 배출하는 기관인 방광(bladder)을 떠올리지만, 맥으로 보는 방광은 한자가 같아도 오줌보를 뜻하는 것이 아니니까 오해하지 않아

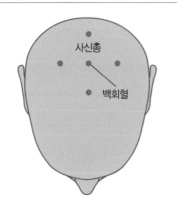
[그림 4] 백회혈

사신총

백회혈

야 한다. 만약 환자가 방광염이 있다면 방광맥이 아니라 신장맥에 나타난다. 방광맥은 12장부 맥에서 유일하게 경락을 일컫는 말이며, 척추의 상태를 살펴본다.

다섯째, 맥진에서 삼초(三焦)는 생식기관, 특히 여성의 자궁을 말한다. 한의학에서는 몸통 안의 내장 기관들을 세 부분으로 나누어 심폐(心肺)를 상초(上焦), 비위(脾胃)와 간담(肝膽)을 중초(中焦), 배꼽 아래를 하초(下焦)로 분류하고 이것들을 합해서 '삼초'라고 말하기도 한다. 한자는 같지만 맥진에서의 삼초와는 조금 다른 의미다. 맥진에서의 삼초는 하초를 따로 일컫는 말이라고 볼 수 있다.

이상 5가지 개념들을 기억하면서 앞으로 이야기하는 환자들의 사례를 살펴보면 이제부터 그들의 이야기가 달리 들릴 것이다.

과식, 기아, 과한 성생활은 병을 만든다

52세의 여성 환자가 내원해서 "비위가 약하고 뭘 먹으면 잘 내려가질 않는다"고 했다. 맥을 보니 심포맥이 전형적인 협심증 맥이어서 물어봤더니 심근경색으로 스텐트 시술을 했다고 한다. 혈관이 좁아진 것이 협심증이라면 심근경색은 혈류가 차단될 정도라서, 협착된 부위에 그물망을 설치해 혈관 내경을 넓히는 시술을 하는데 이것이 스텐트 삽입이다. 환자는 소장맥에도 갑상선 문제가 보여서 물어보니 갑상선기능저하증으로 5년째 약을 먹고 있다고 했다. 환자는 몇 해 전에 오른쪽 난청이 생겼고, 2년 전 폐에 공기가 새는 기흉으로 수술을 한 데다가, 손목터널증후군으로 약을 먹고 있다고 했다. 폐장맥을 보니 비염도 있었다.

이 환자의 맥은 전형적인 갱년기장애 증후군이 있는 맥이었다. 기장부의 맥은 큼직큼직하고 대체로 깨끗한데 혈장부가 바짝 말라 있었다. 갱년기는 호르몬 문제이지만 마음의 물이 마르는 시기다. 가을에 단풍이 들면 낙엽이 바스락 소리가 나는데 물기가 말랐기 때문에 소리가 나는 것이다. 갱년기의 대표적인 증상이 이 환자에게도 있었다. 갱년기가 모든 여자에게 같은 정도의 증상으로 오지는 않는다. 일찍 오는 사람, 늦게 오는 사람이 있는가 하면 경중이 다르다. 이 사람은 52세니까 평균적이었다.

맥을 더 자세히 보면 자궁에는 염증이 있고, 만성 위무력과 위하수가 있는 전형적인 맥이다. 위하수는 사실 중요한 정보다. 이 환자는 위장장애와 소화 문제로 내원했기 때문에 소화가 안 되는 이유가 어디에 있는지 찾아야 했다.

이분은 위하수를 관리하는 것이 가장 급한 일이었다. 위가 축 처져 있으면 음식이 들어왔을 때 반죽을 잘 못한다. 위가 고무줄처럼 축 늘어난 상태라서 소화를 못 시킨다. 이것은 식생활에 문제가 있다는 뜻이다. 위하수가 있는 환자의 특징은 배가 찰 때까지 먹고 급하게 먹는다. 과식이 병을 만든 것이다. 환자에게 물어보면 식습관 적중률은 족집게 수준이다.

이럴 때는 환자의 불편함에 대해 병인을 찾아 뿌리가 어딘지 말해 줘야 한다. "왜 소화가 안 되는지 아세요? 너무 많이 집어넣어서 그래요. 적게 넣으면 조물락조물락 짓이겨서 금방 소화가 되는데 큼지막하게 집어넣으면 주물러지지 않겠죠." 그랬더니 환자는 "그래도 먹는 즐거움이 얼마나 큰지 아세요?"라고 한다.

"오래 살고 싶으면 천천히 먹고, 소식하세요"라는 말을 환자가 안 들어본 건 아닐 것이다. 오늘날 자본주의 사회에서 우리는 먹는 게 넘치는 환경에서 살고 있다. 광고도 '1인1닭'이라고 과식을 조장한다. 다이어트하는 사람들에게 물어보면 "먹고 싶은 것 다 먹고 살 빼고 싶어요"라고 말한다. 아무리 좋은 이야기를 해도 환자들은 자기 입맛에 맞게 변형시켜버린다. 환자가 이런 몸 상태에서 먹는 즐거움을 주장한다면 계속 체하는 수밖에 없다.

먹는 즐거움을 포기하고 싶지 않다면 조금씩 다양하게 먹으면 된다. 양을 많이 먹으면서 즐거움을 찾는 건 식탐일 뿐이다. 많이 먹는다는 행동이 고쳐지지 않는다면 섬유질이 많으면서 포만감을 주는 걸 골라 먹는 정도의 노력은 있어야 한다.

미디어를 통해 의료 정보에 노출되는 환자들은 알지 못하는 불편한 진실이 있다. 예를 들어 "위하수니까 물구나무 서기 운동을 매일 하세요"라는 말은 병원 수익과 관련 없는 코멘트라서 오늘날 진료실에서 듣기가 쉽지 않다. "맛있으면 0칼로리"라는 말은 과식할 핑계를 합리화시키는 마케팅 워딩인 것과 비슷하다. 의료가 상업화된

[그림 5] 위하수와 갱년기장애를 동반한 맥

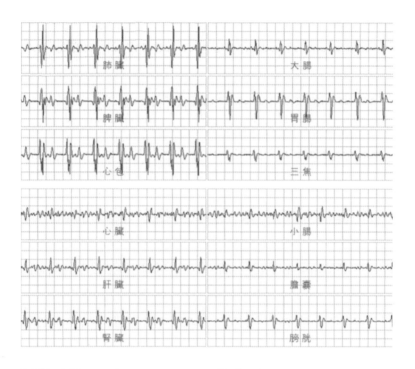

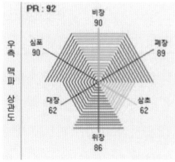

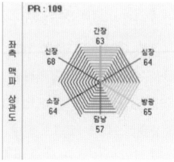

사회에서는 환자들도 판단과 선택을 잘 해야 한다. 환자들과 대화해 보면 각자 원하는 게 다르기 때문에 의사는 거기에 맞춰 안내하는 수밖에 없다. 진실을 알려줘도 환자 본인이 노력을 안 하면 병원에 들락날락하는 걸 반복할 뿐이다.

한의학에서 병인이 중요한 것은 치료로 연결되기 때문이다. 마음에서 비롯돼 생긴 병인가, 음식으로부터 생긴 병인가, 섭생으로 인한 것인가, 아니면 유전 탓인가, 성격을 이기지 못했는가, 감정이나 정신세계에 내상을 입었는가, 이런 것들은 병인을 찾는 중요한 관점이다. 여러 사람이 "머리가 아프다"고 똑같이 말하고 있어도 병인은 다를 수 있다. 화가 나도 머리가 아플 수 있고, 과식을 해도 머리가 아플 수 있고, 잠을 너무 많이 자도 머리가 아플 수 있다. 그래서 한의사들은 병인을 찾기 위해 체질, 형상의학(생긴 대로 병이 오고 생긴 대로 치료한다는 이론) 등 여러 가지 학문을 찾아 공부하는데, 맥진은 그 모든 학문의 기초가 된다.

병의 원인은 기후 환경일 수도 있고, 직업적 환경일 수도 있다. 이 밖에 사람이 병드는 것은 굶주림(기아), 과식 등 음식 때문에 생기기도 한다. 배변이 해결되지 않는 것, 너무 과로하거나 너무 게으른 것, 과음, 과도한 성생활도 병의 원인이 될 수 있다. 한의학적 용어로 말하면, 일을 너무 많이 해서 탈진하거나 운동량이 부족해서 생기는 증상을 노권(勞倦)이라고 하며, 남녀간 잠자리로 인한 피로를 방로(房勞)라고 한다. 눈으로 관찰해서 진단하는 망진(望診)에 능통한 한의사는 환자의 눈빛으로 이걸 읽고 "일주일에 몇 번 하세요?" 묻기도 한다.

의사든 한의사든 환자의 상태를 제대로 읽지 못하면 치료가 적절하지 않아 환자가 고생한다. 나의 장인어른은 인공관절 수술을 한 적이 있는데, 물집이 생기는 바람에 거의 1년간 고생하셨다. 조금씩은 좋아지는데 치료가 끝날 기미가 보이지 않자 다른 병원에 가서 피부과 의사에게 진료를 받았는데, 1년의 고생이 무색하게 연고를 3번 바르고 바로 나았다.

먹으면 체했던 이유는
'속상해서'

"먹으면 체해요. 방법이 있을까요?" 54세의 여성 환자가 들어와 처음에 꺼낸 말이 그랬다. 이 환자는 무엇을 먹든 늘 소화시키지 못하고 체하는 사람이었다. 맥진 결과를 보고 몸 상태를 말해주었다. "당신은 몸에 화가 너무 쌓여 있고 불만이 많습니다. 누가 속 썩입니까? 자식이에요? 남편이에요? 시어머니예요?" 계속해서 대화를 해보니 속상한 게 오랫동안 쌓여 있고 불만이 가득한 이유는 남편 때문이었다.

소화가 안 된다는 것은 머리가 복잡하고 마음이 번거롭거나, 게으르거나, 과식이나 불규칙적인 식생활을 할 때 생긴다. 체한다는 것은 위의 운동성 문제인데, 그 운동은 뇌에서 지배를 한다.

기분이 좋으면 뭘 먹어도 맛있다. 그런데 기분이 나쁘면 물만 먹어도 체한다. 뇌와 신경학을 전공한 사람들이라면 이걸 감안할 수도 있지만, 서양의학적 사고로 보면 일반 내과에서는 내시경을 보고 판단하기 때문에 그런 관점은 배제돼 있다. 환자들은 체하면 보통 내과로 먼저 가기 때문에 위염약을 처방받아 먹는다. 그러나 잠시 괜찮았다가 또 체하고 소화가 안 되는 일이 반복되면 한의원을 찾는다. 실제로 반복되는 소화장애 때문에 한의원에 오는 환자가 많이 있는데, 한의학적 용어로는 식적(食積), 담적(痰積)이라고 설명한다.

우리에게 나타나는 질병을 서양의학적 사고로만 바라보면 설명이 안 되는 것들이 많다. 사람에게 생기는 질병은 조직상의 질병, 기능상의 질병, 구조적 질병, 정신적 질병으로 나눌 수 있다. 조직상의 질병은 염증, 궤양, 혹이 있는지, 암이 혹시 숨어 있는지를 본다. 서양의학은 조직의 병을 진단하고 고치는 데는 확실히 한의학보다 뛰어나다. 미시적 시각으로 더 작은 단위로 더 세밀하게 국소적으로 살펴보는 것이 발달했다. 그래서 이 부분에 대해서는 서양의학이 담당하는 것이 맞다고 생각한다.

반면 한의학은 기능상의 질병을 진단하고 치료하는 데에 최적화되어 있다. 오장육부의 기능 회복에 대해서는 서양의학이 한의학을 못 따라온다. 예를 들어 환자가 소변 빈삭(빈뇨)이 있다면 염증이 심한지를 살펴봐야 한다. 서양의학적 사고로 보면 방광염, 요도염, 전립선염, 당뇨 등이 없다면 비뇨기과에서는 소변을 자주 본다고 해서 질병으로 간주하지는 않을 것이다. [그림 3]의 환자를 다시 살펴보자. 병원에서는 딱히 치료가 없었다며 단백뇨와 소변 빈삭으로 찾아온 이 환자는 체질상 음인(陰人)이며 맥동수도 빠르고 신장맥도 빠르다. 이것은 비뇨기에 염증이 오래되었음을 의미한다. 만약 맥파 모양이 위로 뜬다면 질병의 발생이 최근에 일어난 것이다. 맥파의 방향에 따라서 질병의 시기와 깊이를 달리 해석하기 때문이다. 운동 부족, 몸의 비대함, 성격적 게으름 때문에 건강이 안 지켜진다는 것으로 추가 설명된다.

구조적 질병은 근골격계 질환을 말한다. "갑자기 목이 안 돌아가요", "어깨가 아파요", "무릎 오금이 당겨요", "발바닥이 아파 죽겠어요" 등이 해당한다. 구조적 질병은 의사와 한의사가 모두 진료하지만 시각에서 오는 차이점은 있다. 목이나 어깨가 아프다면 목뼈(경추)의 커브가 유지되지 못해 일자목, 거북목이 돼서 그럴 수도 있지만, 뇌, 복부, 자세가 원인일 수도 있다. 생각이 많거나 고뇌와 번뇌가 많으면 목은 아프기 마련이다. 맥진검사를 하고 방광맥을 보면 목뼈부터 시작해 허리뼈, 발목까지 구조적 상태를 확인할 수 있기 때문에, 목이 아픈 것이 자세의 문제인지 머리의 문제인지 진단이 가능하다.

정신적 질병은 서양의학에서는 신경정신과 의사가 담당한다. 심리상담사와 달리 이쪽에서는 약 처방이 가능하지만 부작용의 문제가 있다. 한의학은 마음의 원인을 굉장히 중요시해서 그쪽으로 쓰는 약이 굉장히 많다. 분노를 삭히는 약, 심장의 화를 진정시키는 약 등 종류가 많은데, 이것은 한의학의 장점이다. 다만 한의사가 맥진을 모르면 진단을 제대로 할 수 없기 때문에, 맥진 없이는 치료가 정확한지 보장할 수 없다.

서양의학과 한의학은 사고 체계가 다르고 각자 치료를 잘하는 부분이 다르기 때문에 환자들도 그 점을 잘 이해하고 선택해서 내원하면 훨씬 더 확실한 도움을 받을 수 있을 것이다.

감정이 상하면 몸도 상한다

만성식체로 한의원에 오는 환자들 이야기는 대체로 비슷하다. "먹으면 소화가 안 돼요. 그럴 때마다 소화제를 먹어야 편안해지는데 그렇게 된 지가 오래 됐어요. 근본적으로 안 체하게 하는 방법이 있을까요?"

일반적으로 소화가 안 되는 사람들의 특징을 살펴보면, 첫째 행복하지 않다, 둘째 신경이 예민하다, 셋째 생활 패턴이 고르지 않다는 것이다. 식생활이 불규칙적이라서 먹을 때 왕창 먹고 안 먹을 때는 쫄쫄 굶는 사람이 있다. 맥진을 보면 그 유형을 다 잡아낼 수 있어서, 그 사람이 왜 체하는지 원인을 알 수 있다.

만약에 식중독 때문에 배가 아프다면 대장이나 소장에 탈이 날 것이고 급성 복통, 설사 등을 나타내는 맥의 모양이 나올 것이다. 급성 맹장염, 이질 등은 서양의학적 사고에서 병명을 붙인 것이고, 맥을 보는 한의학에서는 관점 자체가 다르다. 현재 이 사람이 어떤 불편함을 가지고 있는지, 병인이 무엇인지를 찾아내는 것이 병명을 붙이는 것보다 더 중요하다. 소화장애의 실체는 내시경 검사만으로는 모두 알 수 없으며, 그에 따라 모든 병인에 대해 소화기를 온전히 건강하게 할 수 없다.

[그림 6] 속상함으로 만성식체가 있는 환자의 맥

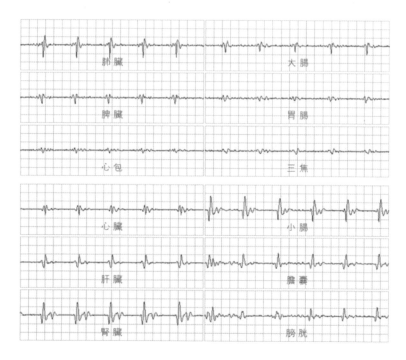

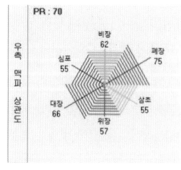

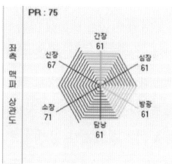

맥을 볼 때 머리의 문제는 비장맥을 보는데, 이 환자는 비장맥을 보니 머리가 편안하지 않다. 비장맥과 모양이 닮은 것들을 추려보면 대장맥, 위장맥, 심장맥이 닮아 있다. 그리고 담낭맥은 반대다. 이것은 머리와 마음이 편하고 즐겁지가 않고 불만이 가득한 것이다. 심장맥과 비장맥을 보면 마음이 최악의 상태라서 환자에게 "속상하고 짜증나는데 누가 범인이냐?"고 물은 것이다. 상담할 때 환자들은 알아주는 것만으로도 "도움이 됐다"고 말하는 경우가 많다. "남편을 다스리는 게 쉽지 않은데 이혼할 게 아니라면 불쌍한 남자라고 생각하고 스트레스는 다른 데 푸세요"라고 말해줬다. 마음이 풀리면 환자는 웃기도 하는데, 모든 환자가 경제력이 좋은 건 아니라서 이 경우 한약 없이 약침 치료만 했지만 증상은 금세 좋아졌다.

육음칠정에 병의 원인이 있다

환자의 맥을 좀 더 살펴보면 위장맥과 대장맥이 꽁꽁 얼어 있으니, 만성 위무력에 과민성대장증후군이 있다. 삼초맥을 보면 자궁도 얼어 있고 혹이 있다. 심장맥, 비장맥, 간장맥을 자세히 보면 안절부절하고 늘 불안하다. 어깨와 목은 짓눌려 있고 가슴은 답답하다. 불만이 가득하고 화가 나 죽겠는 상태다. 담낭맥을 보니 식도염이 있다. 또 신장맥을 보면 소변을 자주 보고 밤에 화장실을 들락날락하며, 방광맥을 보니 허리는 만성적으로 아프다.

소화가 안 되는 환자를 이해할 때 실제 그 병의 뿌리가 무엇인가 파헤치지 않으면 까스명수 같은 소화제를 먹는다고 해서 없어지지 않는다. 위장약은 위장만 돌볼 뿐, 위장을 괴롭힌 실제 범인을 건드리지 못한다. 그 실제 원인을 찾아내기 위해 맥동, 체질 등이 별도의 학문으로 발전한 것이다.

맥진검사를 하면 육음칠정(六淫七情)의 병인을 파악할 수 있다. 맥을 관찰할 때는 심포맥과 심장맥을 보고 제일 먼저 신명(神明), 즉 정신적인 것과 감정 상태를 살펴본다. 기분이 신나고 즐거운지, 괴롭고 아픈지를 보는 것이다. 비장맥에서는 고뇌, 간장맥에서는 흥분, 분노를 본다. 다음으로는 잠을 잘 자는지, 잘 먹는지, 대변을 잘 보는지 살펴본다. 마지막으로 소변 상태를 보고, 자세가 바른지를 보면 영육(靈肉)의 상태가 다 보인다.

따지고 보면 인간은 오욕칠정(五慾七情)과 생활습관 그리고 자세에서 병이 오는 것이다. 심신의 건강이 조화로운 사람은 절대 급사하는 경우가 없다. 인간에게는 동물적인 면과 신성을 가진 영의 세계가 모두 있으므로, 외부적 자극으로 다치는 것을 빼면 영육이 건강한 사람은 어쩔 수 없이 생겨나는 종양도 오래 버틸 수 있다.

한의학에서는 건강에 영향을 주는 인간의 감정을 7가지로 분류해서 이야기한다. 칠정(七情)이라고 부르는 이것은 기쁨(喜), 화(怒), 근심(憂), 생각(思), 슬픔(悲), 공포(恐), 놀람(驚)으로 과하면 몸을 상한다. 나는 어릴 때 경상북도 칠곡에서 자랐는데, 지금도 기억나는 동네 사람이 있다. 서울대에 다니던 형이었는데, 법전을 들고 시골길에서 횡설수설하던 장면을 자주 목격했다. "머리에 쥐가 난다"라는 표현이 있다. 그처럼 그 형은 공부를 너무 많이 해서 생각(思)이 과

하니까 머리가 돌아서 그런 증상이 생겼던 것이다.

이런 칠정의 감정들은 맥에 모두 잡힌다. 노여움이 심하면 간이 상하고(怒傷肝), 지나치게 기뻐하면 심장이 다친다(喜傷心). 생각이 지나쳐 너무 골몰하면 비장맥에 나타난다(思傷脾). 슬픔과 서러움이 과하면 기가 감퇴되어 폐를 건드리며(悲傷肺), 근심걱정(憂)이 지나친 것도 폐에 나타난다. 혈이 소모되어 흩어지고, 한숨을 쉬며 의기소침한 것이 폐장맥에 나타난다. 또 두려움이 크거나 심하게 놀라면 신장이 쪼그라든다(恐傷腎). 맥에서 칠정을 본다는 것은 "성격이 너무 예민해", "화가 많아", "성정이 메말랐어" 같은 분석이 가능하다는 뜻이다.

한의학을 제대로 공부하면 인간을 이해하는 눈이 열린다. 그런데 이 부분은 도구화되어 있지 않기 때문에 무술을 수련하듯이 수련을 해야 한다. 사물의 이치를 깨달아 인간을 이해하는 문리(文理)가 트여야 하는 것이기 때문에, 한의학은 외우기만 하면 공부가 끝나는 것은 아니다.

"마음은 안정됐는데
육체가 괴롭네요"

맥진검사를 하고 병인을 살필 때 육음칠정을 보고 나서 다음으로 살피는 것은 기허(氣虛), 혈허(血虛), 양허(陽虛), 음허(陰虛), 담음(痰飮) 등이다(1장 끝에 있는 한의학적 문진표 참고). 한의학에서는 병을 진단하는 것을 변증(辨證)이라고 하는데, 병증을 분석하고 진단하는 데 기본이 되는 팔강(八綱)이라는 개념이 있다. 그 8가지는 음양한열표리허실(陰陽寒熱表裏虛實)이다. 질병의 양상이 여러 가지가 복잡하게 뒤섞여 있을지라도 팔강의 관점을 적용하면 어느 부위의 병이 깊은지, 열기가 문제인지 한기가 문제인지, 정기(正氣)가 약한지 사기(邪氣)가 강한지 등을 구분할 수 있다. 맥진검사를 한 후 맥동과 맥파를 한의사와 환자가 함께 보면서 팔강을 설명하면 진단과 치료는 설득력이 높아진다.

팔강 중에 가장 중요한 으뜸 개념은 음양(陰陽)이다. 현대인들은 아프면 병원에 가서 치료를 받다가 안 되면 이 병원 저 병원 다니다가 마지막에 한의원으로 오는 경우가 많아서 병증이 오래된 음병(陰病) 환자들이 많다. 음양은 대표적으로 해와 달이 있다. 음은 달빛과 같아서 열은 안 나는데 빛이 있는 것이다. 양은 햇빛처럼 똑같이 빛이 있으면서 뜨거운 것이 다르다. [그림 3]의 환자는 맥이 내려와 있는 걸 보면 음의 성향이다. 성격이 음침하고 과묵하다고 할 수 있는데, 나쁜 말로 하면 응큼하다. 비밀을 안 털어놓기 때문에 술을 먹여야 속 이야기를 들을 수 있다. 만약에 반대로 위로 길게 뛰는 맥이라면 가만히 놔둬도 자기 이야기를 떠들 것이다. 안 들어도 되는 별의별 이야기를 다 할 수도 있다.

팔강에서 한(寒)·리(裏)·허(虛)는 음에 속하며, 열(熱)·표(表)·실(實)은 양의 속성이다. 맥을 보면 뜨거운 사람은 맥이 빠르거나 위로 방방 치솟는다. 열은 실제로 열이 나는 것만을 이야기하는 것은 아니다. 화병은 몸이 뜨거운 것이 아니다. 땀을 뻘뻘 흘리지만 체온을 재면 정상이다. 수기(水氣)와 화기(火氣)가 순환이 안 되니까 물이 졸아버린 채 그 기운이 위로 올라오니까 열이 치솟는 것이다. 호르몬이 떨어지는 갱년기가 올 때는 남자든 여자든 조금만 움직여도 얼굴이 확확 달아오른다.

[그림 3]의 환자는 한열(寒熱)의 차원으로 말하면 열이지만 팔강을 적용하면 실제로는 허열(虛熱)이다. 맥동이 빠르기 때문에 단순 개념으로 보면 열이 나는 것이지만, 진짜 뜨거운 게 아니라 힘이 들어서 진땀이 나는 것이다. 사람들은 힘들면 "진땀 난다"고 말하는

데, 그럴 때 "보약 좀 먹어라", "너무 힘들어서 그렇다"는 말을 하는 어르신들이 있을 것이다. 외부의 사기가 우리 몸에 침입해 정기와 싸울 때 실열(實熱)이 발생하는데, 바이러스가 침투해 열이 나는 상황이 그런 경우다. 반면 허열은 과로로 정기가 손상되어 발생하는 것이다.

표리(表裏)는 겉과 속을 말하는 것으로, 표(表)는 바깥에 드러나는 증상이고 리(裏)는 속병이다. 겉모양으로 표정을 보고 "기분 좋은 일 있냐?" "뭐 걱정 있어?" 하고 말하는데, 속은 말을 안 하면 모른다. 사실은 곪아터지는 걱정거리가 있어도 내색을 안 하는 사람이 있다. 표리로 말하면 음인은 과묵하다. 오장육부 중에는 오장이 리에 속하고 육부는 표에 속한다.

맥에서 양은 위로 치솟는 것이고 음은 처지는 것인데, 12맥이 모두 위로 뛰는 사람은 밝은 사람이다. 아이들도 가정이 행복하면 맥이 전부 위로 뛴다. 나대고 가만히 앉아 있지를 못한다. 밑으로 내려가는 맥이 전반적으로 많은 아이들은 움직임이 적고 말을 안 하는 특징이 있다. 장기별로 침맥(내려가는 맥)이 나오거나 부맥(올라가는 맥)이 나오면 거기서 병증을 읽으면 된다. 자궁맥이 뚝 떨어졌다면 냉이 엄청 심할 것이다. 자궁맥이 올라가면 음부 소양증이 있어서 가렵다. 자궁에 바람이 들어갔으니 가려운 것이다. 폐에 부맥이 나오면 비염이 있고 코가 자꾸 간지럽다.

맥은 병인을 보기 때문에 바람이 부는지 축축한지 뜨거운지 물기가 말랐는지 차가운지를 보고 한약을 쓴다. 폐는 차가우면 코가 막히고 수증기를 맡으면 뻥 뚫린다. 그래서 증상에 따라 약을 쓰는 것이 아니라 맥을 보고 병인에 따라 습기 빼는 약, 열 식히는 약, 덥히는 약 등으로 처방을 한다. 병인을 정확히 짚어내는 한의사가 곧 병을 잘 고치는 한의사다.

음양의 조화만 맞춰도 건강해진다

대형 식당을 하는 59세의 여성 환자가 있다. 4년 전 처음 내원했을 때 경추와 요추에 디스크 시술을 받은 지 얼마 되지 않아 허리와 골반에 통증이 있고 온몸이 붓고 저리다고 했다. 처음 한약을 지어가고 나서는 6개월 만에 다시 왔는데, 한약을 먹었을 때 가장 편안해서 다시 온 것이라고 했다. 식당 일을 한 지는 10년 됐는데, 일이 많아서 만성피로가 심하다. 찬바람을 쐬면 너무 힘든데, 특히 하지 저림이 심하고 에어컨 바람을 못 쐰다. 막내를 낳고 3일 만에 다시 일했을 정도로 식당이 잘 돼서 산후조리를 못했다. 차가운 기운을 만나면 견디기가 힘들고 속이 쓰리고 하지가 아파서 잠을 못 잘 정도다. 좌우 하지가 무거운 것이 가장 큰 고통이며, 손가락 관절이 아프고 부종이 잦다고 했다.

이번에 왔을 때는 머리에서 찬바람이 나고 다리 밑으로 너무 시리고 저려서 힘들다고 호소했다. 맥진검사를 먼저 하고 상담을 해주었다. "맥을 보니 요즘도 장사가 잘 되네요. 마음은 해피합니다. 속상한 건 있지만 맥이 안정돼 있어요. 마음은 편안하고 육체만 괴롭네요. 요즘도 바빠요?" 그랬더니 식당 일이 너무 바빠서 쉴 시간이 없

[그림 7] 과로로 몸이 힘든 사람의 사례

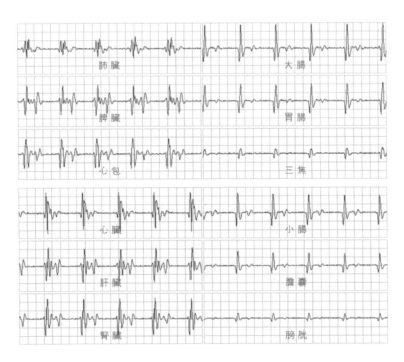

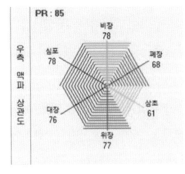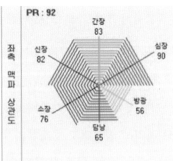

을 정도라서 3년간 오지 못했다고 했다. "그때 약 먹고 견딜 만해서 안 왔는데 약발이 떨어졌나 봐요. 이번에도 한약 먹으러 왔어요"라고 했다.

환자의 맥을 보면 크고 긴장되어 있고 불필요한 가지맥이 많다. 과로의 특징을 보여주는 맥이다. 전반적으로 보면 오장(폐, 비장, 심포, 심장, 간장, 신장)의 맥은 편안한데 육부(대장, 위, 삼초, 소장, 담낭, 방광)의 맥이 괴롭다. 육부의 맥이 긴장되어 벌벌벌 떤다는 것은 육체의 에너지를 많이 썼다는 얘기다. 말을 많이 하든 팔다리를 많이 놀리든 머리를 많이 쓰든 힘겨운 상태다. 몸이 춥고 머리도 복잡하고 심장이 버겁고 끊어져 있다. 그래도 전반적으로 평가하면 돈 잘 벌고 다른 건 걱정 없다. 남편도 속썩이는 일 없고 코로나 시대에도 자기 식당은 잘 되니까 마음이 깨끗하다.

이 환자는 영육(靈肉)이 완전히 대조적이다. 심장, 간장, 신장, 소장, 담낭, 방광 등 환자의 혈장부를 보면 중간 크기인데 방광맥이 작다. 추운 맥인데 하루종일 식당 일을 하니까 피로가 쌓여서 허리가 아픈 것이다. 그래도 육체만 괴로우니까 몸만 보강하면 큰 문제는 없을 것이다. 가게를 하는데 만약 하루에 500만 원씩 수익이 들어온다고 생각해보자. 힘들어도 마음은 편안할 것이다.

한의사는 병명을 찾는 의사가 아니다. 환자가 마음에 병이 들었는지 육체에 병이 들었는지, 태어날 때 그렇게 타고났는지 아니면 살아가면서 관리를 잘 못했는지 그런 병의 뿌리를 진단해주는 사람이다. 이 환자는 팔강 중에서 허실(虛實)로 말하면 허증이다. 실(實)이라는 건 맥이 깨끗한 가운데 열이 펄펄 나거나 위로 방방 뜨는 경우를 말한다. 축 처졌거나 추워서 덜덜 떠는 건 허증이다. 이 사람은 맥은 빠르지만 위로만 뛰고 있어 음기가 부족하다. 차로 말하면 라디에이터에 열이 나서 냉각수를 공급해야 하는 것이다. 육체적으로 고달프니 몸을 보하는 약을 먹을 때가 된 것이다. 그래도 맥이 지저분하지 않고 깨끗하기 때문에 "여전히 식당이 바쁘네요"라고 말한 것이다.

이 환자는 가지맥도 크고 많이 달고 있다. 위아래로 가장 크게 뛰는 맥을 본맥이라고 하고 그 다음으로 조그맣게 뒤따라 붙는 것을 가지맥이라고 한다. 이것은 장부에 따라 다르게 해석하는데, 이 환자는 기본적으로 본맥이 규칙적인 크기로 안정돼 있다. 가지맥으로 보아 속상한 것은 있지만 환경(맥과 맥 사이)이 깨끗하고 장기가 건강하기 때문에 "편안하다"고 말하는 것이다. 식당을 하고 있는데 별의별 종류의 사람을 많이 볼 것이고 그중에는 속상하게 하는 사람도 물론 있을 것이다. 다만 진상 고객 한두 명 가지고 문제를 크게 느끼지는 않을 뿐이다. 세상에 완벽하게 행복한 사람은 없지 않은가.

사람은 힘들어도 돈을 많이 벌면 웃는다. 손님이 많이 와서 힘든 것과 적게 와서 힘든 것 중 어느 것이 더 힘들까? 당연히 손님이 적게 오는 것이 더 힘들 것이다. 모든 사람이 영적으로 불행한 건 아니다. 이 환자는 맥에 약간 때가 껴 있지만 매출이 잘 나오고 돈이 풍족하고 남편이 속썩이지 않으니 행복하다. 육체만

[그림 8] 본맥과 가지맥

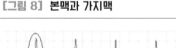

힘들기 때문에 2, 3년에 한 번씩 에너지를 보충하면 된다.

만약 맥이 찌글찌글하게 지저분하면서 가지맥이 붙는다면 문제가 되는 환경이 있는지 확인해야 한다. 맥이 크기가 다르고 불규칙한 것도 문제가 된다. 큰 맥에 가지맥이 붙는 것, 조그만 맥에 가지맥이 붙는 것, 지저분할 때 가지맥이 붙는 것 등은 모두 다르게 해석한다.

우리 딸이 유난히
까칠했던 이유

손목 안쪽의 요골동맥 박동이 느껴지는 곳에 손가락을 얹고 맥(脈)을 파악하는 것을 '진맥(診脈)' 또는 '맥진(脈診)'이라고 한다. 한의학의 맥진은 거창한 의료장비 없이도 언제 어디서나 진단을 내릴 수 있어서 주요한 진단법으로 활용됐다. 그러나 손의 감각으로만 알아내려고 하면 너무 어렵고, 배우고 익히는 데 많은 시간이 걸린다는 점 때문에 맥진을 안 배우려고 하는 한의대생이 많은 것으로 안다. 그러나 한의학을 공부하는 한의사가 맥을 외면하는 것은 스스로 눈 뜬 장님이 되겠다는 것과 같으니 안타까운 일이다. 예전의 맥진은 손의 감각에만 의존하고 과학적인 툴로서 개발되어 보급되지 못했는데, 맥진기가 개발됨으로써 양상이 달라졌다. 이제는 3천 명가량의 한의사가 맥진기를 쓰고 있는데, 전체 한의사의 10% 정도라서 아직은 갈 길이 멀다.

한의학에서 맥진이 상당히 중요한 것에 비해서는 맥진기를 쓰고 있는 한의사가 많다고 할 수는 없다. 그렇다고 손으로 맥을 짚어 12장부의 상태를 진단하고 병인을 파악해내는 한의사가 많은 것도 아니다. 사실 그런 고수는 중국에도 몇 명 안 된다. 중국 베이징에 가면 국가에서 운영하는 동인당이라는 한약방이 있는데, 전세계 관광객들을 필수로 들르게 하는 곳이다. 1995년에 나도 가보았는데, 가운을 입고 줄지어 앉아 있는 사람들의 맥을 짚고 몇 마디를 해주는데, 별것 없어서 얼굴을 마주보며 그저 웃고 말았다. 깊이는 없고 바깥쪽에 드러나는 몇 가지만 말할 뿐 더 이상은 모르는 것 같았다.

40년 가까이 한의사로서 진료를 보면서 맥진 고수가 있다고 하면 어디든 찾아다녔다. 중국에서도 손으로 맥을 짚어내는 90대의 고수 한 분을 만나러 가려고 했는데, 예약했다가 중국 기관에서 미팅 허가를 안 내주어 만나지는 못했다. 이분들은 물론 뛰어난 분들이지만 정확도, 가시성, 객관성에서는 맥진기를 쓰는 고수를 따라갈 수 없을 것이다. 한의사가 손으로 맥을 짚을 때 느끼는 감각을 환자도 동시에 느낄 수는 없기 때문이다.

맥진의 고수가 점점 줄어들고 있는 현실은 참 안타까운 일이다. 물론 한의학이 치료 기술은 잘 발달돼 있다. 그러나 개인의 상태를 제대로 진단해야 치료도 정확해질 것이고, 현재 시점에서 치료를 더 해야 하는지 아닌지도 객관적으로 점검할 수 있을 것이다. 여성들이 임신 여부를 확인할 때도 이제는 임신테스트기를 사용하기 때문에 사극 드라마에서처럼 맥을 짚어 임신 여부를 파악할 수 있는 한의사도 많지 않은 형편이다.

이런 상황에서 디지털화된 과학적 기기로서 맥진기(심안맥진기라고 부른다)의 개발은 참으로 다행인 일이었다. 맥파를 눈으로 확인함으로써 몸속 상태를 모두 파악할 수 있고, 환자와 함께 보면서 이야기할 수 있으니 신뢰를 쌓을 수 있는 진단기가 확보된 것이다. 나는 한의사협회 대표로 일본 교토, 호주 시드니에서 열린 국제 ISO대회에 참여한 적이 있다. 전세계에서 12장부의 27맥을 그려낼 수 있고 임상이 뒷받침돼 있는 맥진기는 한국의 심안맥진기뿐이었다. 중국에서 개발된 것도 있는데, 맥진기라고 이름을 달고는 있지만 내용을 보면 27맥을 잡아내는 맥진기가 아니라 사실상 맥파기라고 해야 맞

[그림 9] 중국에서 개발한 맥진기의 아웃풋

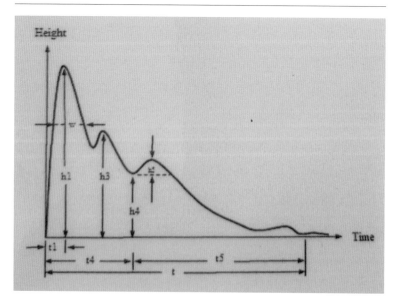

을 것 같다.

맥은 손목 요골동맥이 박동하는 부위인 촌관척(寸關尺)에 청진기 12개를 꽂아놓은 셈이다. 심안맥진기는 깊은 곳의 맥과 바깥쪽 맥을 읽는데, 손목 양쪽을 합하면 12개 맥이 된다. 12개 맥이 각기 다른 정보를 보여주기 때문에 사람들은 저마다 서로 다른 맥을 갖게 되는 것이다. 한의학에 근거해 한 사람에게서 12장부가 뿜어내는 정보를 모두 잡아내는 기기는 전세계에서 심안맥진기밖에 없다.

맥진기는 아이들에게 적용하기에 최적이다. 아이에게는 어디가 아프냐고 물어도 대답을 듣기 힘들다. 엄마가 대신 말하긴 하겠지만 본인이 아니기 때문에 정확할 수 없다. 그런데 표현을 잘 못해도 만 4세 이상의 아이부터는 맥으로 상태를 정확히 읽어낼 수 있다. 마찬가지로 언어장애가 있는 성인이 와도 소통이 안 될 걱정은 안 해도 된다.

어린이의 맥을 보면 왜 감기가 떨어지지 않고 성장이 더딘지, 가정환경이 어떤지, 생활은 어떤지 모두 보인다. 어린이는 표현이 서툰 부분이 있으므로 예부터 소아과 진료가 제일 어렵다고 한다. 그러나 맥진검사를 하면 말을 하지 않아도 알 수 있다. 맥을 알게 되면 집안 환경, 선천적인 신체의 문제점, 성격까지 모두 파악하여 이해할 수 있다. 비염, 성장, 아토피, 자세, 식욕부진, 변비, 성장통, 만성감기, 기관지, 천식, 틱, 야뇨 등 아이들에게 직접 물어서 알아내기 어려웠던 것들을 맥을 보고 알아낼 수 있어서 부모에게 설명하기도 쉽다.

맥을 잘 모르는 상태에서 쓰는 처방은 그저 짐작하는 것에 지나지 않는다. 맥은 어떤 침을 왜 놓고 어떤 약 처방을 왜 쓰는지 확실히 가르쳐준다. 맥진은 동의보감, 형상의학, 사상체질, 상한론 등 모든 한의학 이론의 기초가 된다.

아이들의 환경은 부모가 만든다

엄마가 딸이 유난히 예민하다며 한의원에 데리고 왔다. 맥을 보니까 스트레스가 엄청 많았는데, 물어보니 자녀는 남매만 둘이며 이 아이가 동생이라고 했다. 세 살 터울의 오빠는 공부를 잘하고 동생은 뚱뚱하고 공부를 못한단다. "오빠가 얘를 괴롭했나요?" 질문을 던져보았다. 아픈 이유가 형제간의 관계에 있는 것 같으니 오빠를 데리고 와보라고 말했다. 나중에 오빠도 와서 맥진검사를 했는데, 맥을 보니까 아이를 힘들게 한 범인이 오빠가 아니었다. 엄마의 말만 듣고 짐작했던 것과 달라서 남매는 진료실에서 내보내고 엄마만 앉혀놓고 이야기했다. "오빠가 범인이 아닌데 다른 사람인 것 같다" 그랬더니, 엄마가 하는 말이 "그럼 혹시 저일까요?"라고 했다. 참고로 엄마까지 맥진검사를 했는데, 엄마의 맥을 보고 내가 말했다. "범인이 엄마네."

엄마는 조직의 질병이나 기능상의 질병이 있는지 살피러 온 것이었지만, 맥상을 보니 그게 아니라는 걸 알 수 있었다. "왜 너는 오빠처럼 공부를 못하냐", "그만 먹어라" 같은 온갖 잔소리를 하니까 오빠와 비교가 되는 말이 쌓이고 쌓여 주눅이 들고 상당히 심각한 마

음의 병이 들어 있는 상태였다. 앞으로 아이를 차별하지 말고 똑같
이 사랑으로 키우고 윽박지르지 말라고 당부했다. 엄마는 "선생님
죄송합니다"라며 돌아갔다.

행복의 근원은 먼 곳에 있지 않다. 같이 가장 많이 시간을 보내는
사람, 가장 가까운 사람이 나의 행복을 쥐고 있는 법이다. 그래서 아
이들은 부모가 병의 원인이고, 부모들은 자식이 병의 원인이다. 남
자들에게는 사업의 문제, 여자들에게는 경제력의 문제가 있다. 그
런 걸 고려하지 않고 환자를 보면 치료는 반밖에 되지 않는다. 임상

[표 1] 맥상에 따른 어린이 성격

맥	어린이의 성격
부맥	밝고 활발함
침맥	조용하고 침울함
지맥	힘이 없고 움직임이 느림
삭맥	설치고 산만함
대(大)맥	겁이 많고 착함
완맥	단정하고 모범적임
단맥	소심, 우울하고 말수가 적음
허맥(약맥)	기운이 없음, 성장, 식욕부진
미맥	왕따 경험과 외톨이적인 성격임
촉맥	무기력하고 잔병치레가 많음
긴맥	예민하고 불안하며 신경질적임
삽맥	안절부절하고 산만함, 틱, ADHD
현맥	폭력적이고 사고뭉치임
활맥	잘 울고 억눌려 있음

[그림 10] 12장부의 맥을 재는 위치

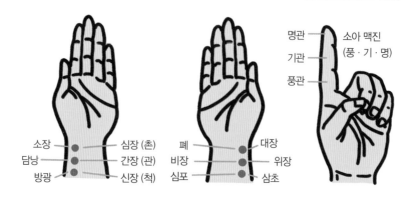

명관 — 소아 맥진 (풍·기·명)
기관
풍관

소장 — 심장 (촌)
담낭 — 간장 (관)
방광 — 신장 (척)

폐 — 대장
비장 — 위장
심포 — 삼초

에서 맥을 40년 가까이 보다 보니 지금은 맥상을 가지고 환자의 거의 모든 것을 파헤칠 수 있게 되었다. 어린이, 청소년들도 맥진검사를 할 수 있는데 우선 심상(心相)이 어떤지 금방 알 수 있고, 가정이 행복한지, 비염이 있는지, 밥을 잘 먹는지, 왜 키가 안 크는지 별것이 다 보인다.

4세 이하의 아기들은 성인과 달라서 맥을 짚어도 정보를 얻을 수 없다. 『동의보감』에도 아기들은 맥이 없다고 돼 있다. 왜 그런지 설명은 안 돼 있지만 장부의 맥동 신호가 아직은 미미해서 분석하기가 어려운 상태인 것 같다. 그래서 [그림 10]처럼 검지손가락의 풍관 (風關), 기관(氣關), 명관(命關)으로 체크한다. 줄여서 풍기명으로 일컫는다. 성인과 달리 소아는 검지손가락에 혈관이 보인다. 건강 상태에 따라 여기에 반응이 온다. 혈관 색깔이 푸르다, 누르끼리하다, 까맣다 등 다양한 사례를 본 적이 있다. 거기에 따라 나오는 진단도 각기 다르다.

특히 고전에 있던 내용 중에서 내가 경험했던 게 있다. 경기(驚氣)가 온 아기들 중에 풍관, 기관을 넘어 명관까지 선이 넘어오면 생명이 위험하다. 어느 날 할머니와 엄마가 아기를 데리고 왔는데 "아기가 놀랐어요"라고 했다. 손가락을 보니까 벌써 선이 명관까지 넘어와 있었다. 그때 강원도 정선에서 진료를 볼 때였는데 풍관, 기관까지 넘어왔으면 치료했겠지만, 그게 아니라서 "치료가 어렵다"고 솔직하게 말했다. 그분들은 바로 나가서 택시를 탔는데 가다가 택시 안에서 아기가 죽었다고 나중에 전해 들었다. 명관을 침범했으면 손쓸 수 없는 상태라는 고전의 설명이 맞았던 것이다.

위경련을 일으킨
보이스피싱 사건

맥진을 할 때 우리 몸이 보여주는 맥의 종류는 모두 27종이 있다. 옛날에는 한의사가 주류였기 때문에 모든 환자를 한의사가 봤으니 27맥을 모두 짚었지만, 오늘날의 한의사는 그중에 9개 정도는 만날 일이 거의 없다. 지금은 한의사가 모든 환자를 보지 않으며 중환자실, 응급실, 호스피스병원에는 한의사가 없기 때문이다. 암환자가 요양하는 한방병원이 아니면 일반 한의원에서는 암환자도 보기가 어렵다. 응급 환자, 감염성 환자, 출혈 환자, 의식이 없는 환자, 중환자실 환자, 중증 사고 환자, 임종을 기다리고 있는 환자, 급성 염증 환자 등에서 보는 맥은 지금의 한의사가 접할 일이 없고, 이 책에서도 다루지 않는다.

현대에는 조직의 질병과 외과적 치료에 뛰어난 서양의학이 주류를 이루고 있다 보니, 내가 젊은 시절에 봤던 맥과 요즘 자주 보는 맥은 다르다. 이것은 한의원으로 내원하는 환자들의 유형이 점점 정형화되고 있다는 뜻으로 해석해도 될 것이다. 실제로 한의원에는 오장육부의 기능성 질환 환자가 많이 온다. 따라서 실맥(實脈), 복맥(伏脈), 산맥(散脈), 동맥(動脈), 홍맥(洪脈), 규맥(芤脈), 뇌맥(牢脈), 색맥(塞脈), 유맥(濡脈) 등의 맥은 경험해볼 가능성이 희박하다.

맥의 이름은 맥파의 크기, 상하, 좌우, 빠르기 등을 따져서 전통적으로 총 27개를 분류해왔으나, 오늘날 한의학의 진로 여건에서 보면 9개 맥을 제외한 18개의 맥파를 임상에서 가장 많이 보게 된다. 크기에 따라 완맥(緩脈), 대맥(大脈), 단맥(短脈), 세맥(細脈), 미맥(微脈), 상하에 따라 부맥(浮脈), 침맥(沈脈), 좌우 모양에 따라 현맥(弦脈), 활맥(滑脈), 대맥(代脈), 촉맥(促脈), 삽맥(澁脈), 결맥(結脈), 긴맥(緊脈), 빠르기에 따라 지맥(遲脈), 삭맥(數脈), 그밖에 허맥(虛脈), 약맥(弱脈) 등이 18개 맥이다.

내가 처음 한의원을 열었던 곳은 강원도의 무의촌이었다. 약침을 개발한 남상천 선생님을 만나서 배운 뒤 광부들의 진폐증을 고치겠다고 간 것이었는데, 병원이 없는 곳이다 보니까 나는 임종을 앞둔 분의 맥까지 경험해보았다. 그때는 기계를 들고 다닐 수가 없으니까 손의 감각만으로 맥을 짚곤 했다. 사회적으로 의료 패턴이 바뀐 오늘날에는 고령의 고수들이 돌아가시고 맥진이 전수되지 않아 그 맥이 자꾸 끊기고 있다. 그 점이 안타까워서 나는 심안맥진기를 개발하고 계속 맥진 강의를 다니고 있다. 처음 맥진기를 발명한 백희수 선생님의 희수식 맥진기는 수동 혈압계처럼 고무펌프를 눌러서 맥을 재는 수동식 기계였기 때문에 이걸 자동화, 디지털화한 것이다. 백희수 선생님이 돌아가시고 내가 이걸 다시 개발하지 않았다면 맥진기는 없어지고 젊은 한의사들이 맥진을 배울 곳은 찾기 어려웠을지도 모른다.

40년 가까이 임상에서 맥진 사례를 접하다 보니 특수한 상황을 포착하게 될 때가 있다. [그림 11]은 기후환경이나 직업의 영향이 아니라 갑작스러운 외부환경의 자극에 노출된 환자의 맥이다. 몹시 놀라서 정신이 없다는 뜻으로 혼비백산 맥이라고 이름을 붙여보았다.

"놀라서 혼비백산해서 위가 아픈 거네요"

43세의 여성 환자가 배가 꼬이고 아프다며 찾아왔다. 한 마디로 위경련이 온 것인데, 맥을 체크해보니 기장부들의 맥이 난리가 났다. 닭이 푸드득거리는 것처럼 팔다리와 머리가 정신을 못 차리고 있었다. 우리 말에 '혼백이 날라갔다', '넋 빠졌다'라는 표현이 있는데, 딱 그런 느낌이었다. 머리 상태를 반영하는 비장맥과 육체의 건강을 보여주는 대장맥, 위장맥, 삼초맥이 마치 콩을 냄비 위에 얹어놓고 볶는 것처럼 파바박 뛰고 있었다.

"나이도 젊으신데 왜 이렇게 기가 안정을 못 취하고 난리법석이냐"고 물었다. 환자는 의아해하며 뭘 보고 그러냐고 말했다. "건강하면 맥이 말끔해야 되는데 호떡집에 불난 것처럼 머리도 숨쉬는 것도 난리가 났는데 무슨 일이 있었어요?" 사연을 물어보니 어제 친정

[그림 11] 혼비백산을 보여주는 맥

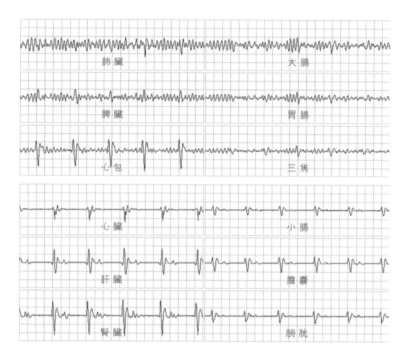

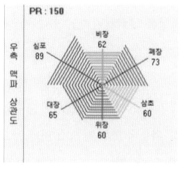

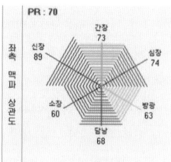

엄마가 보이스피싱에 걸려서 현금 5천만 원을 은행에서 찾아가지고 나오는 걸 붙잡았다고 한다. "엄마 그 돈 들고 어디 가는 거야?" 했더니, 엄마는 누구랑 만나기로 했다고 하는데 얘기를 듣다가 "엄마, 그거 보이스피싱이야" 하고 돈을 뺐었다고 한다. 어리둥절해하는 엄마를 막아선 덕분에 돈을 날리지는 않았는데, 그 일을 겪고 나니 하루종일 정신이 하나도 없었다고 한다. 갑작스러운 일로 애를 먹고 하룻밤 사이에 맥도 혼비백산한 것이다. 환자에게 급성 위통이 나타나 배가 꼬이고 아팠던 것은 놀라고 신경을 너무 써서 그런 것이다.

심장맥을 보니 환자는 가슴에 못이 박혀 상처가 있었다. 이상한 맥이 있으면 반드시 물어서 이 사람을 괴롭히는 원인을 잡아내야 한다. 그래서 일하고 있는 식당에서 최근 힘든 일이 있었다는 이야기를 듣게 되었다. 그렇지 않아도 신경쓰는 일이 있어서 고통스러워하던 중에 엄마까지 5천만 원을 한방에 날릴 뻔하였으니 놀라서 배가 아플 만도 했다.

환자의 맥을 좀 더 살펴보면 간장맥은 울고 있고 낙심, 낙담이 있다. 그리고 신장맥을 보니 밤에 화장실을 들락날락하고 있다. 식당에서 일하는 건 정말 몸이 힘들고 고된 일이라서 편치 않은 상태가 맥에 나타나 있다.

이럴 때 서양의학의 치료와 한의학의 치료가 달라진다. 서양의학으로 치료하면 배가 아픈 것에 집중해 위통에 쓰는 진정제 처방으로 끝날 것이다. 한의원에서는 맥이 난리법석을 떨고 있으니 기를 안정시키는 약침을 놨고, 기장부의 흐름을 원활하게 해주는 침법으로 시술했다. 그리고 환자는 곧 안정을 되찾았다.

한의학적 진단과 치료는 전신 질환의 관점에서 밸런스를 깨뜨리는 요소를 찾아가는 방식이다. 거시적인 관점에서 먼저 바라본 후에 미시적으로 해결하는 것이 특징이다. 환자에게 어떤 것이 가장 문제인지는 맥진 결과지 아래에 있는 육각형 모양에서 어느 것이 숫자가 가장 작은지 보면 된다. 이 환자는 소장, 위장, 삼초가 60으로 가장 적은데, 기장부가 혼비백산이라 위장과 삼초를 먼저 본다. 이럴 때 복부에 있는 모혈(募穴)을 눌러보면 금방 상태를 알 수 있다.

모혈은 오장육부의 기가 모여드는 혈로 12장부에 각 1개씩 12개가 있다. 어느 장부에 약침을 놓을지는 복부의 12개 모혈에서 하나하나 눌러보며 확인해볼 수 있다. 이 환자는 자궁맥도 말라버린 상태인데 눌러보니 아프지 않았고 위장 모혈을 누르니 너무 아파했다. 이럴 때 중완혈을 중심으로 약침을 놓고 10분쯤 지나면 편안해진다. 보통은 치료가 끝나고 괜찮아지면 맥진검사를 또 하지 않기 때문에 데이터는 없지만 다시 맥을 재면 맥과 맥 사이의 쭈글쭈글한 삽맥이 펴져 있을 것이다.

치료 전후의 맥파 비교는 바른약침학회에서 강의하면서 검사했던 자료가 있어서 첨부한다. 강의 시작 전에 참석한 모든 한의사들의 맥진검사를 했고, 한 사람씩 맥을 분석하면서 약침 치료를 했다. 그리고 강의가 모두 끝난 후에 다시 모든 한의사들의 치료 후 맥을 쟀다. 약침 치료 전후의 비교가 확연하게 보이기 때문에 참고가 될 것이다. 다음 페이지의 맥진 결과지를 보면, 치료 전에 전반적으로 약했던 맥이 치료 후에 살아난 걸 볼 수 있다. 두 번의 맥진검사는 같은 날 4시간가량의 시간 차이가 있다.

[그림 12] 약침 치료 전의 맥

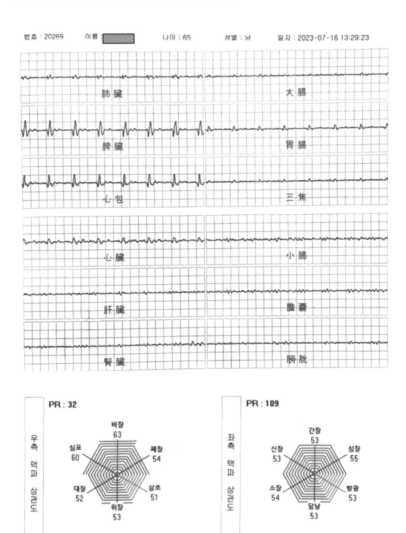

번호 : 20269   이름 :   나이 : 65   성별 : 남   일자 : 2023-07-16 13:29:23

肺臟   大腸
脾臟   胃腸
心包   三焦
心臟   小腸
肝臟   膽囊
腎臟   膀胱

PR : 32   우측 맥파 상관도

비장 63
심포 60   췌장 54
대장 52   삼초 51
위장 53

PR : 109   좌측 맥파 상관도

간장 53
신장 53   심장 55
소장 54   방광 53
담낭 53

[그림 13] 약침 치료 후의 맥

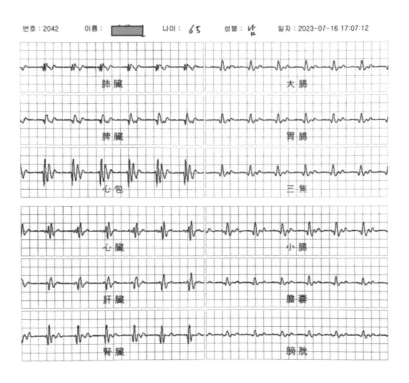

번호 : 2042　이름 : ▓▓▓▓　나이 : 65　성별 : 남　일자 : 2023-07-16 17:07:12

肺臟　大腸
脾臟　胃腸
心包　三焦
心臟　小腸
肝臟　膽囊
腎臟　膀胱

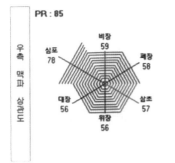

우측 맥파 상관도

PR : 85

비장 59
심포 78　괘장 58
대장 56　삼초 57
위장 56

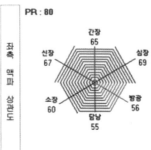

좌측 맥파 상관도

PR : 80

간장 65
신장 67　심장 69
소장 60　방광 56
담낭 55

69

한의학에서 난치병은 개념이 다르다

쇼그렌증후군, 메니에르병, 베체트씨병, 강직성 척추염, 크론병, 아토피 등은 현대인들이 겪고 있는 난치성 질환들의 이름이다. 그런데 이 병명들은 모두 서양의학 관점에서 붙여놓은 병명들이며, 한의학에서 진단하는 병명은 아니다. 맥진을 보는 한의사는 환자가 병원에서 어떤 병명을 진단받았든 간에 맥동과 맥파를 보고 그 사람 몸에서 벌어지는 상황을 이해하면 된다.

한의사가 맥을 보는 것은 오장육부 중에 풍한서습조화라는 인체 내 환경이 특이사항이 있는지 보기 위해서다. 날씨로 말하면 바람이 부는지, 장마가 진 건지, 아니면 꽁꽁 언 추운 날씨로 얼어붙은 건지, 가을 날씨인지 등을 보는 것이다. 그 다음은 환자가 정서적으로 어떤 감정 하에 놓여 있는지를 본다. 그것들이 종합해서 인간의 병을 만들기 때문이다. 또 오장육부 중에 어느 장기가 가장 맥이 특이하게 나오는가 살피는데, 이 모든 것은 병의 뿌리를 찾기 위한 것이다. 그래서 한의학은 서양의학에서 어떤 난치성 병명을 붙여놓았든 그것과 무관하게 병의 원인을 찾아 각자가 공부한 처방을 쓰면 된다.

예를 들어 강직성 척추염 환자가 있다고 치자. 그 사람의 병명을 모른다고 해도 맥진검사를 해보니까 맥이 바짝바짝 말라간다든가, 꽁꽁 얼어붙었다든가, 물이 축축하게 있다든가, 아니면 맥이 너무 작다든가, 이렇다면 그로 인해 나타나는 증상을 확인한다. 인대가 뼈처럼 굳어가는 것이 강직성 척추염인데, 이 사람 몸의 어떤 문제가 이 증상을 가지고 오게 되었을까 찾아내야 한다. 이 상황을 놓고 서양의학에서는 공통된 약물 처방이 있어서 제약회사에서 나온 약을 선택하면 되지만, 한의학에서는 이 사람의 오장육부 중에 어디가 말라붙었거나 얼어붙었는지 등을 보고 그와 관련해 개인에 맞는 침법이나 약 처방을 쓴다. 그래서 통증이 가라앉는다든가 인대 근육이 부드러워진다든가 하는 결과를 만들어내는 사람이 유능한 명의다.

"강직성 척추염에는 무슨 처방을 씁니까?" 이렇게 묻는 사람은 한의학의 본질을 모르는 사람이다. 특정 질병에 특정 처방을 쓰는 것이 아니라, 병인을 정확히 알면 각 개인의 몸속 환경이 어떤가에 따라 약을 쓰거나 침을 놓는 행위가 정교해지는 것이 한의학의 특성이다. 맥진으로 진단이 명확하다면 체질의학을 공부한 사람은 환자의 몸속 환경이 태음인인지 소양인인지 소음인인지 체질적 특성을 보고 체질 처방을 쓸 것이고, 『동의보감』을 공부한 사람은 오장육부의 어느 곳이 문제이고 증상이 어떻게 나타났느냐에 따라서 오장육부 변증으로 약을 쓸 것이다. 마찬가지로『상한론』을 공부한 사람은 배를 만져보는 복진(腹診)을 근거로 해서 맥을 분석해 상한방을 쓸 것이다.

오랫동안 맥진 강의를 하면서 느끼는 것은 한의사들이 저마다 다양한 처방을 쓰지만, 병을 이해하는 능력이 발달한 사람들이 치료 결과도 뛰어나다는 점이다. 학회에서 발표하는 걸 들어보면 금방 알 수 있는데, '내가 환자라면 저 사람한테 진료받아보고 싶다'라는 생각이 드는 경우도 있다. 각기 다른 학문의 길을 걸어왔어도, 그 나름 대로 변증을 정확히 하고 그에 근거한 약을 쓰는 사람은 치료 효과가 확실히 좋다.

'강직성 척추염'은 진단명, 원인은 천차만별

다음 맥진 결과를 보면서 환자의 몸속 환경을 이해해보자.

이 사람의 맥은 맥동수에서 먼저 불안정함이 보인다. 맥진 결과지의 아래쪽을 보면 오른쪽 손목의 PR은 133이고 왼쪽 손목의 PR은 75다. 이 사람은 오장과 육부가 완전히 밸런스가 깨져 있는 것이다. 일반적으로 맥동의 좌우 수치가 차이가 많이 난다면 심신이 불안정한 사람인 경우가 태반이다. 보통은 수치 차이가 나더라도 한 자리 숫자다. 좌우 맥동이 10 이상 차이 난다면 심신 안정이 깨진 사람이다. 더군다나 이 사람은 58의 차이가 나므로 아주 심각한 문제가 있는 것이다.

[그림 14] 강직성 척추염 환자의 사례

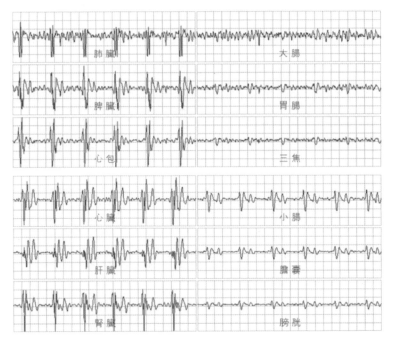

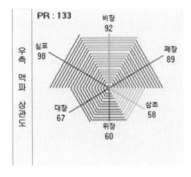

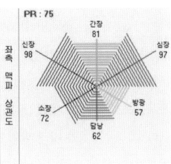

다음으로 눈에 띄는 것은 기장부가 엄청 지저분하다는 것이다. 지저분하다는 것은 맥과 맥 사이가 까칠까칠하게 삽맥이 많은 것이다. 비유하자면 삽맥이 많다는 것은 전깃줄에 전기가 적고 형광등이 밝지 못한 것이다. 이 사람의 기장부와 혈장부를 함께 살펴보면 기장부의 병인 걸 알 수 있다. 이 사람의 맥을 전체적으로 보면 육체가 부드럽지 않고 뻐득뻐득해서 기가 돌지 않는다. 몸의 사지 말단으로 에너지가 적게 흐른다. 그 이유는 너무 많이 썼거나, 원래 약골로 태어나서 체질적으로 골골한 사람이거나, 마비성 질환을 갖고 있는 것이다.

그렇다면 환자에게 "담배를 많이 피우세요? 오래전부터 기관지가 나빴나요? 어떤 직업을 갖고 계세요? 맥상에서 머리가 지저분한데 최근에 신경쓰는 일이 많으세요?" 같은 질문을 할 것이다. 맥에서 보이는 대로 말하면 비장맥을 보니 뇌 순환이 극도로 떨어졌고, 심장맥도 지저분한 걸 보니 심혈관에 흐르는 혈액량이 맑고 깨끗하지 않다. 위와 대장은 춥고 메말라 붙었고 치질도 있고 위염이 심하다. 나이가 61세이긴 하지만 삼초맥이 말라붙었으니 발기는 아예 안 된다. 사정을 해도 정액이 안 나올 것이다.

진단명은 강직성 척추염이라고 받았지만, 내가 이해할 때는 너무 육체적으로 무리가 가고 신경도 많이 써서 에너지를 너무 많이 소비했다. 기장부 6개가 바짝 말랐고 혈장부도 많이 말라들어가니 몸 안에서 기와 혈의 순환이 안 되고 있다. 인체는 근육 덩어리인데 근육 속에 피도 공급이 안 되고 산소량이 적으면 그 근육은 싱싱하지 않다. 육체적으로 산소량, 기의 흐름이 불량하니 모든 기장부들이 목

말라서 뻐득뻐득한 것이다. 목이 마르면 미끄럽지 않고 입이 바짝 타는 것과 같다. 그리고 평상시에 섭생 관리가 좋지 않아서 음식을 먹고 흡수하고 저장하는 힘이 너무 약해서 영양 상태가 불량하다.

거기에 혈장부를 보면 심장이 새까맣다. 중간에 새카만 점이 보이는데, 간장도 그렇다. 심적 데미지를 받았다는 뜻인데, 신경을 바짝 써서 가슴 졸이고, 놀랐다든가 일이 안 풀린다든가, 힘이 빠지고 말라들어가는 것이다. 가슴에 근심과 상처가 있는데 맥은 큼직한 걸 보니 오래된 것은 아니다. 그러면 "혹시 최근에 무슨 일이 있었나요?" 대화를 해봐야 한다. 이혼을 했다든지, 부모님이 질병으로 투병중이라든지, 사연을 쭉 들어본다.

어떤 질병을 보는 한의사의 시각은 인체에 흐르는 기와 혈, 음과 양, 날씨, 감정, 이런 걸 모두 혼합해서 보는 것이다. 그걸 체질론으로 이해하는 사람, 오장육부 변증으로 해석하는 사람 등 노선은 다를 수 있지만, 그 노선에 충실하고 정통한 사람은 어떤 병이어도 치료를 한다. 만약 내가 치료한다면 지저분한 것부터 청소하고 새 물을 집어넣자는 걸 기본으로 할 것이다. 맥이 지저분한 게 싹 풀리면 몸도 부들부들해질 것이다. 물을 먹었으니까 유연해지는 원리다.

치료법만 강조하면 똑같이 한의학을 하는 사람인데도 다른 말을 하는 것처럼 보인다. 그러나 온갖 공부를 하다 보면 표현이 다를 뿐 결국엔 하나를 말하는 것임을 깨닫게 된다.

"알츠하이머
진단받았던 사람 맞나요?"

한의학에서 난치병은 병명에 따라 나뉘는 것이 아니다. 병의 경중에 따라 판단한다. [그림 14]의 강직성 척추염 환자는 상대적으로 어렵지 않게 치료됐지만, 같은 질병이어도 치료 기간이 훨씬 더 오래 걸리는 사람도 있다. 30대 후반의 강직성 척추염 환자가 있었다. 대학병원에 몇 년을 다녔지만 치료 불가 판정을 받고 왔던 사람인데, 불에 구운 오징어처럼 굽어서 밤에 똑바로 누워 자는 것이 소원이라고 했다. 인대가 뼈처럼 딱딱해지고 탄력을 잃어버려 온몸이 굳어가니까 얼굴 표정도 굳어 있고 손가락, 발가락 동작도 부자연스러웠다. 이 환자는 6개월 치료 후 완전히 눕지는 못해도 각도가 많이 부드러워지고 편안해졌다.

강직성 척추염 환자는 허리부터 시작해 목까지 척추를 구부리고 펴는 동작이 안 되니까, 처음에 "목이 구부러집니까?"라고 확인한다. 나의 경우 목이 깁스한 것처럼 좌우앞뒤로 돌리지 못한다면 이미 난치병이라고 판단한다. 그러나 목은 움직일 수 있고 흉추가 뻐득뻐득한 정도라면 치료할 수 있다.

같은 질병이라도 개인에 따라 맥으로 나타나는 정도는 차이가 있다. 그래서 질병에 따라 난치병이라고 판단하는 것이 아니라 개인별 몸속 환경을 보고 내가 치료할 수 있는지를 가늠해보는 것이다. 희귀병들은 대체로 맥의 모양이 이상하다. 보는 순간 '어 심각하다' 싶은 생각이 든다.

삼성의료원에서 알츠하이머 진단을 받고 3개월 정도 치료받고 온 89세 할머니가 있었다. 아들이 스님인데 눈이 자꾸 희미해지고 아들을 점점 몰라보면서 "스님 누구세요?" 하니까 너무 슬퍼서 아들과 딸들이 엄마를 모시고 한의원으로 왔다. "이러다 우리 엄마가 완전히 바보 멍청이 될 것 같아서 더 이상 보고 있을 수가 없어서 3개월 치료하다가, 선생님께서 맥을 잘 본다고 해서 왔어요"라고 했다.

그때까지만 해도 알츠하이머 환자의 맥진검사를 해본 적이 없어서 나도 궁금했다. 뇌파검사와 맥진검사를 했는데 맥을 보니 심장, 간장이 오그라붙었다. "어머니가 오랜 기간 자식들 때문에 마음을 졸이고 고생을 많이 하셨네요" 했더니, "선생님 보시기에 우리 엄마가 왜 알츠하이머가 왔습니까?" 하고 궁금해했다. 알츠하이머는 서양의학에서 뇌의 기능을 가지고 지은 병명이다. "맥을 보기에는 어머니가 지금까지 살아오시면서 너무나 마음고생을 많이 하셨다. 그로 인해 피가 말라붙어서 굳어가고 있으니 이 맥을 되돌리면 어머니

[그림 15] 알츠하이머 환자 사례, 치료 전

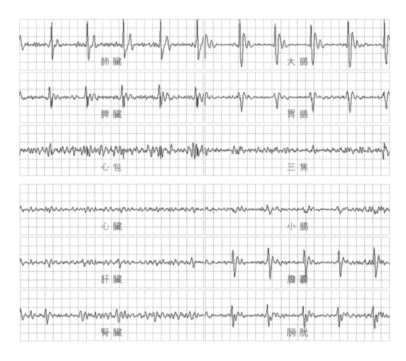

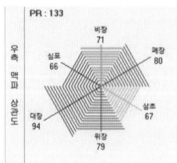

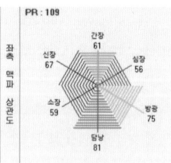

가 정신이 좀 돌아올 것 같다"고 했다.

도와 달라고 부탁하기에, "제가 알츠하이머 전문가가 아니니 장담할 수는 없지만, 소개받고 모셔왔으니 맥이 나타나는 대로 약을 써보겠습니다" 하고 인삼양영탕을 처방했다. 이 이야기를 듣고 "그러면 알츠하이머에 인삼양영탕 쓰면 다 낫습니까?" 이렇게 묻는 한의사가 있으면 그 사람은 무식한 사람이다. 인삼양영탕을 쓰면 좋을 환자가 왔을 때 치매가 됐든 베체트씨병이 됐든 쓸 수 있는 것이다. 이분의 경우에 인삼양영탕을 처방할 만한 몸속 상황을 갖고 있는 환자였던 것이다.

한 달분 한약을 먹고 다시 내원한 할머니는 멀쩡해져서 왔다. 내가 더 신기해서 어떻게 된 거냐고 물었다. 아들은 "선생님, 우리 엄마 얼굴이 많이 바뀌지 않았어요?" 하는데, 할머니는 내게 농담까지 하셨다.

맥진검사를 다시 해보니 지저분한 맥이 정리가 많이 되었다. 너무 좋아졌다고 했더니, 아들이 "보건소에 갔는데 누가 알츠하이머 진단 내렸냐고 그러더라고요" 한다. "지금은 알츠하이머 검사상 소견 없는데요. 진단 잘못 내린 거 아니에요?"라고 보건소 의사가 말했다는 것이다. 아들은 "선생님, 우리 엄마 말 걸어보세요. 말 잘 합니다"라며 신나 했다. 이 할머니는 괜찮아져서 지금도 놀러다니면서 잘 지내신다.

한의학적으로 파킨슨 환자의 맥이냐, 알츠하이머 환자의 맥이냐 하는 것은 중요하지 않다. 병명이 중요한 게 아니기 때문에 의미를 크게 두지 않는다. 어떤 병명이든 몸안에 바람이 부는지, 가뭄이 졌

[그림 16] 알츠하이머 환자 사례, 치료 한 달 후

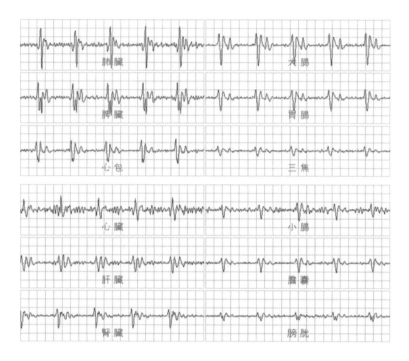

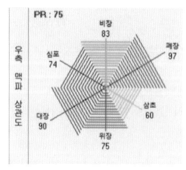

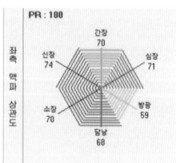

는지, 물이 넘치는지 환경을 살피는 것이 더 중요하다. 그래서 개인별 진단과 맞춤 치료를 하는 것이 맞다. 알츠하이머가 인지장애라면 파킨슨은 경련을 일으키는 것이다. 어떤 이유에 의해 노화가 일어나거나 뇌세포 기능이 떨어져 운동신경이 손상받은 것인데, 한의사들은 '진전(振顫) 마비'라는 말을 쓴다. 만약에 병증이 심해지면 머리도 떨고 팔다리도 떨고 온몸을 떨게 된다. 모든 동작이 죽어가고 마지막에는 심장이 멈춰서 사망한다. 근육 기능이 굳어간다는 면에서 쇼그렌증후군과는 다르다.

파킨슨 환자 역시 병의 무게가 어느 정도냐에 따라 맥은 다르다. 당연히 모든 파킨슨 환자에게 같은 처방을 쓰는 것도 아니다. 같은 질병이라고 같은 처방을 쓴다면 한의사로서는 돌팔이다.

89세의 남성 파킨슨 환자가 왔다([그림 17]). 맥을 보니 기장부가 모두 큼직큼직한데, 심포와 삼초가 바짝 말라 있고 신장과 방광도 말라가고 있었다. 우리 몸의 심포, 삼초, 신장, 방광은 굉장히 중요한 역할을 한다. 이 맥들은 병의 예후에 중요한 지표가 된다. 맥을 보면 이 사람은 생명력이 굉장히 떨어진 상태인 것이다. 심포맥, 삼초맥이 말라가는 것은 정이 말라붙고 혈관 속의 혈액 흐름이 불량한 것이다. 신장맥에 물이 마른다는 것은 샘에 물을 뜨러 갔는데 물이 없는 것이다. 방광맥이 말라가는 것은 방광 경락이 굳어서 말라붙는 것을 말하는데 그 정도면 이 사람은 뼈가 말라붙은 것이다. 온몸에 혈, 정, 수분, 뼈대가 다 말라붙었으니 중증 환자다.

이 사람은 나이를 떠나서 맥만 봐도 돌아가실 날이 얼마 안 남은 것이다. 자녀들이 여기까지 모시고 왔을 때는 안 다녀본 데 없이 여

[그림 17] 파킨슨 환자의 사례

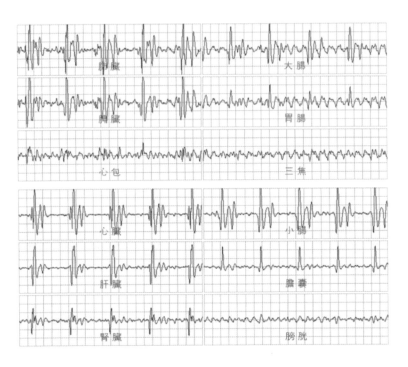

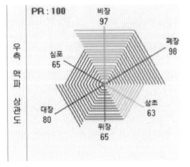

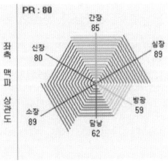

러 곳을 거쳤을 텐데 과거 데이터는 모르니 현재 상황을 말하면 병의 뿌리가 너무 깊어 치료가 어려운 상태다. 사람마다 경중에 따라서 맥이 다르니, 한의사들은 맥을 통해서 질병을 이해하고 그 관점에서 침을 놓고 약을 쓴다는 이야기를 하는 것이다. 병명에 따라 매뉴얼대로 처방하는 것이 아니라 한 사람 한 사람 각자의 몸안에서 무슨 일이 터졌느냐 그 뿌리를 찾아들어가는 것이 진짜 명의들이 하는 일이다.

한의학적 문진표

* 다음 증상에 해당하는지 ∨하면서 병인에 대해 이해해봅시다.

증상	병인
☐ 쓸데없는 근심걱정이 많다. ☐ 세상 귀찮고 짜증이 심하다. ☐ 속에 불이 난다. ☐ 가슴 답답, 통증, 숨이 차다. ☐ 추웠다 더웠다 한다. ☐ 우울증, 공황장애	칠정
☐ 목위, 가슴에 뽀루지가 난다. ☐ 낭습, 안구 충혈, 탈모가 있다. ☐ 목덜미가 자주 붓는다.	습열
☐ 얼굴이 붉다, 코끝이 붉다. ☐ 얼굴과 코에 두드러기가 난다. ☐ 비듬이 심하다. ☐ 발뒷꿈치가 자주 갈라진다.	풍열
☐ 몸이 나른하고 무기력하다. ☐ 쉽게 피로하다, 낮잠 선호. ☐ 밥맛이 너무 없고 감기가 잦다. ☐ 잘 놀라고 목소리에 힘이 없다.	기허
☐ 안구 피로, 어지럼증 ☐ 쥐가 잘 난다. ☐ 불면증, 수면장애 ☐ 월경불순, 생리량 적음 ☐ 얼굴 창백, 피부 건조 ☐ 화장이 잘 안 받는다. ☐ 집중력 감퇴, 탈모	혈허
☐ 식은땀이 난다. ☐ 안구 충혈, 기미 ☐ 입과 목이 마르고 쓰다. ☐ 혀가 붉고 건조하다. ☐ 뺨이 화끈화끈거린다. ☐ 몸에 열이 몹시 나고 가슴속이 답답하다(번열). ☐ 불면증, 짜증 극대화 ☐ 몸이 자꾸 마른다.	음허 화동

☐ 입이 쓰고 마른다. ☐ 식욕 감소, 소화장애 ☐ 식사를 거르면 힘이 쭉 빠진다. ☐ 체력에 비해 과로함. ☐ 감기가 자주 걸리고 잘 안 낫는다. ☐ 가래, 기침 ☐ 만성피로 ☐ 안구 충혈 ☐ 식사를 제때 못하고 거른다. ☐ 수면 부족(하루 2교대, 3교대 근무함) ☐ 소변이 잦고 양도 적다. ☐ 잦은 음주	허로 (노권)
☐ 손발이 차고, 배탈이 잦다. ☐ 추위를 유별나게 탄다. ☐ 찬 음식을 먹으면 배가 아프다. ☐ 에어컨, 선풍기 바람을 싫어한다. ☐ 잠잘 때 추위를 많이 탄다.	진양 부족
☐ 요통, 관절통, 하지 무력 ☐ 어지럼증, 이명이 있다. ☐ 입이 자주 마른다. ☐ 발바닥에서 열이 난다. ☐ 눈앞이 어질어질한다.	신수 부족
☐ 불안, 초조, 가슴 뜀, 잘 놀람. ☐ 어지럼증, 오심, 구토 ☐ 불면증, 두통, 두중(머리가 무겁다) ☐ 목에 무엇이 걸린 것 같다(매핵). ☐ 속이 쓰리고 신물이 올라온다. ☐ 생리통 심함, 대하 ☐ 남에게 지기 싫어한다. ☐ 눈밑에 다크서클 ☐ 예민하고 소심함, 급한 성격	담음
☐ 정맥류가 심하다. ☐ 복부에 덩어리가 있다. ☐ 은근히 여기저기 아프다. ☐ 밤에 유난히 더 아프다. ☐ 교통사고, 타박상, 낙상, 충돌	어혈
☐ 평소 배에 가스가 많이 찬다. ☐ 눕고만 싶고 만사가 귀찮다. ☐ 몸이 자꾸 붓는다. ☐ 냉대하 ☐ 명치 밑이 답답, 가슴이 답답, 가슴 중앙이 차고 아프다.	식적

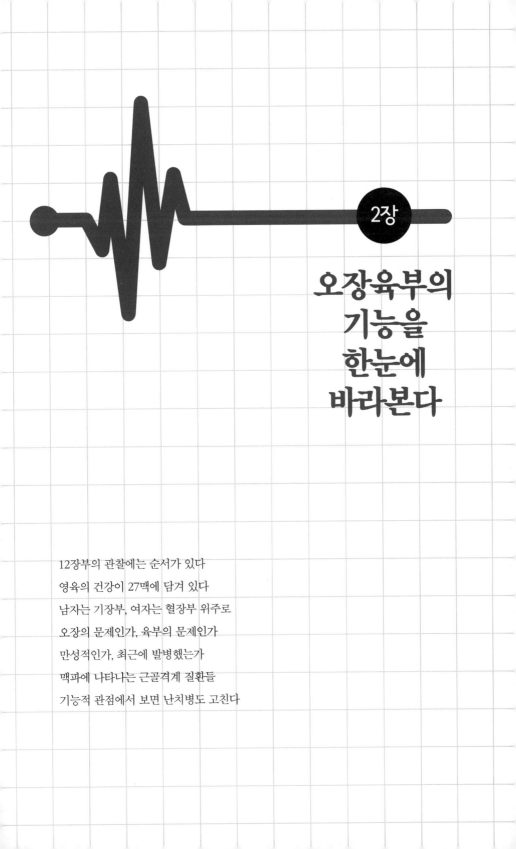

2장

오장육부의
기능을
한눈에
바라본다

12장부의 관찰에는 순서가 있다

영육의 건강이 27맥에 담겨 있다

남자는 기장부, 여자는 혈장부 위주로

오장의 문제인가, 육부의 문제인가

만성적인가, 최근에 발병했는가

맥파에 나타나는 근골격계 질환들

기능적 관점에서 보면 난치병도 고친다

12장부의 관찰에는
순서가 있다

한의학적 치료는 서양의학적 사고와 관점부터 다르다. 예를 들어 배탈이 난 것은 바이러스나 세균이 침범했다는 것인데, 이것을 처리하기 위해 항생제를 써서 뱃속의 유해균은 물론 유익균까지 전멸시켜서 부팅해버리는 것이 서양의학적 사고다. 또 자가면역질환은 군대가 제 역할을 못하고 조그만 자극에도 아군을 식별하지 못하고 공격하는 것인데, 서양의학적 사고로 접근하면 군대가 일단 힘을 못 쓰게 정지시켜버리는 치료를 한다. 그것은 군대가 아군을 식별하지 못하는 이유를 찾아내는 것이 아니기 때문에, 때로는 만성질환을 만들어내고 부작용을 일으키기도 한다.

그러나 한의학적 사고에서는 기능적 관점에서 진단하고 기능적 관점에서 치료하기 때문에, 오장육부의 기능을 떨어뜨리는 병인을 잡아내고 그 원인을 없애는 치료를 함으로써 몸이 스스로 밸런스를 찾고 회복하도록 돕는다. 여기서 '기능'이란 말은 의미가 잘 안 와닿을 수도 있는데, 건강기능식품이라는 단어에 포함된 '기능'과 같은 뜻이다. 현대 의학에서 특별한 원인 없이 아프다고 하는 것은 대부분 기능성 질환이다. 병원에서는 원인을 모르니까 '정상'이라고 진단하거나 치료가 없다고 돌려보내기 십상인데, 이때 환자들은 만성 질환이 되어 고생하기 쉽다.

한의학적 진단과 치료의 시작은 맥진이다. 맥진검사를 하면 왼쪽 손목에서 6개, 오른쪽 손목에서 6개, 모두 12개 장부의 맥파를 추출해 눈으로 볼 수 있다. 오른쪽 손목에서는 폐, 비장, 심포, 대장, 위장, 삼초 등 기(氣)장부의 맥을 추출하며, 왼쪽 손목에서 심장, 간장, 신장, 소장, 담낭, 방광 등 혈(血)장부의 맥을 추출한다. 혈장부의 으뜸은 심장이며, 기장부의 으뜸은 폐다. 그래서 건강을 체크할 때는 심폐(심장과 폐)를 먼저 본다.

여기서 12장부는 해부학적인 장기의 분류가 아니라 기능적인 분류라고 생각해야 이해할 수 있다. 한의학적으로 신장은 강낭콩 모양으로 좌우 한 쌍이 있는 콩팥(kidney) 하나만을 말하는 것이 아니라 물을 관장하는 장기들이 모두 포함된다. 비장도 마찬가지로 지라(spleen)라고도 말하는 커다란 림프기관 하나를 말하는 것이 아니다. 하나의 장기라기보다는 전체적인 시스템을 말하는 것이라고 이해해야 맞다. 12장부에는 삼초, 심포라는 서양의학적 관점에는 없는 것이 따로 있다. 영어를 공부할 때 '한국어의 가=영어의 A'라는 식으로 뜻만 외우면 뉘앙스를 놓쳐서 어느 순간부터 제대로 된 소통을

[표 2] 맥진에서 12장부의 분류

	기(氣)장부		혈(血)장부	
촌(寸)맥	폐	대장	심장	소장
관(關)맥	비장	위장	간장	담낭
척(尺)맥	심포	삼초	신장	방광
	우측맥		좌측맥	

할 수 없듯이, 서양의학에 맞춰져 있는 지금의 의학 상식으로 일대일 대입시키듯 설명하면 맞지가 않다.

맥진을 할 때는 맥동과 맥파를 보는데, 맥동은 양적인 변화를 나타내며 맥파는 질적인 변화를 나타낸다. 맥을 보면 혈류의 상태를 알 수 있으며 맥동보다는 맥파를 우선적으로 본다. 맥파의 모양은 심장의 동작, 혈관벽의 상태, 혈관 내 압력 등에 의해 좌우된다. 이때 다음과 같은 표현들을 사용하는데, 그 안에서 병을 일으킨 원인을 짐작해볼 수 있다. 1장에서 설명한 육음칠정(六淫七情)을 떠올리면서 보기 바란다.

1 녹아내린다	2 무너져내린다
3 찌그러진다	4 상처입었다
5 철렁, 뚝 떨어졌다	6 얼어붙었다
7 똘똘 뭉쳤다	8 가시박혔다
9 꺼져가는 촛불	10 바짝 타들어간다
11 메말라붙었다	12 축축하다

13 바짝 쫄았다   14 부글부글

15 덩어리가 뭉쳤다   16 텅 비었다

17 울고 있다   18 벌레먹었다

19 찬바람 분다

심장은 혈, 폐는 기를 주관한다

맥진은 대체로 5가지 관점에서 건강을 체크한다. 첫째 암, 종양 등 조직상의 병이 있는가? 둘째, 음식을 먹는 생활습관에 문제가 있지 않은가? 셋째, 생활 속에서 자세가 반듯하고 구조적 문제는 없는가? 넷째, 오장육부 기능의 밸런스를 유지하고 있는가? 다섯째, 정신적, 심리적 문제는 없는가?

인간의 건강은 영혼과 육체가 모두 완전해야 유지된다. 육은 건강한데 영이 무너진 사람이 있는가 하면, 영혼은 편안한데 직업상 육체가 힘들어서 지치는 사람이 있다. 맥을 보다 보면 다양한 인간사를 관찰하게 되는데, 경제적으로 잘 살고 정신적으로 건강한 사람은 영육(靈肉)이 모두 깨끗하다. 그런 경우는 복 많은 사람이라고 할 수 있다.

이 모든 걸 한꺼번에 볼 수 있기 때문에 맥진은 종합적인 건강검진이라고 부르는 것이다. 게다가 치료 전과 후에 맥을 체크하고 비교해봄으로써 치료가 효과적인지 가시적으로 확인할 수 있다. 이로써 치료의 향후 방향을 결정하고, 치료가 더 필요한지 아닌지도 판단할 수 있다.

만약 환자가 "머리가 아파요" 하고 내원했다면 맥진검사를 함으로써 실제 머리를 다쳐서 아픈 건지, 체해서 머리가 아픈 건지, 아니면 속이 상해서 열이 치받아서 아픈 건지 맥파를 보고 금방 확인할 수 있다. 환자가 궁금한 건 이런 것이다. "혹시 암 아닙니까? MRI 안 찍어봐도 됩니까?" 그와 동시에 환자는 사실 CT, MRI 등의 검사를 불필요하게 해야 할까 봐 걱정하고 있다. 이럴 때 한의사가 고수라면 맥을 보고 "안 찍어도 됩니다"라는 말을 해줄 수 있다. 그러나 의사든 한의사든 잘 모르겠다면 무조건 "찍고 오세요"를 기본으로 제안할 것이다.

12장부의 맥을 관찰하는 데에는 순서가 있다. 기본적으로 폐와 심장을 먼저 보는데, 둘 중 무엇을 먼저 볼지는 상관없다. "가슴이 답답해 죽겠어요. 검사해도 이상 없다는데 왜 그렇죠?" 많은 환자들이 이런 식의 하소연을 한다. 이런 경우에는 폐장맥을 보는데 만약 숨을 잘 쉬지 못하고 있다면 맥이 내려가거나 끊어지거나 지저분할 것이다.

한의사는 환자의 직업, 성별, 나이 등을 기본 정보로 해서 맥을 살핀다. 여자는 건강의 척도가 자궁이기 때문에 삼초맥을 반드시 살핀다. 같은 맥락으로 남자는 신장맥과 삼초맥을 본다. 이것은 고전에도 있는 이론으로, 여자가 건강하면 자궁이 깨끗하다. 남자는 혈기가 왕성한데 여자가 자궁이 말라 있으면 십중팔구 남자에게 애인이 있다. 맥진을 하도 많이 보니까 알게 된 사실이다. 여성 자궁의 생리적 작용은 뇌와도 연결된다. 뇌 속에는 오욕칠정이 담기며 감정이 이입되는데, 맥진에서는 비장맥을 통해서 관찰할 수 있다.

남자의 생식기는 신장(腎臟)으로 살펴봐야 하는데, 하나의 장기로서가 아니라 많은 역할을 하는 전체 시스템으로서 신장을 이해하는 것이 옳다. 12장부는 기능적 분류이기 때문에 신장은 비뇨기계가 포함된다. 남자에게는 정력과 직접적 관련이 크며, 남자의 건강을 전체적으로 아우르는 척도가 된다. 반면 여자는 자궁이 전체적으로 건강을 아우르는 척도가 된다. 한의사는 맥을 볼 때 환자를 이해하기 위해 심장과 폐, 삼초와 신장을 보고 나서 다른 장부의 맥파가 작거나 어그러진 것이 있는지 관찰한다.

남자는 신장, 여자는 삼초부터 본다

내가 스물일곱 살에 강원도에서 처음 한의원을 열었을 때 스물아홉 살의 여성 네 분이 맥진 상담을 왔다. 세 명이 모두 상담했는데 마지막 한 명이 진찰을 안 받고 있으니까 친구들이 말했다. "너도 진료 봐라. 옆에서 들어보니까 원장님이 별것 다 아시잖아." 그 여성은 자신은 안 봐도 된다고 버티다가 결국엔 맥진을 했는데, 자궁 건강을 보여주는 삼초맥이 물기가 바짝 말랐고 찌글찌글 지저분한 삽맥이었다. "부부관계 못하고 있죠?" 하고 질문했더니, 옆에 있던 친구들이 "봐라. 원장님 기가 막히잖아" 했다. 이야기를 들어보니 이혼하려고 법원에 가서 서류 접수를 하고 왔다고 한다. 왜 남편이 이혼하자고 했는지 알겠다고 했더니, "원장님이 어떻게 아세요?" 하고 의

아해했다.

그 여성의 남편은 부부관계를 안 하는 걸 가지고 아내가 바람이 났다며 이혼을 요구한 것이었다. 그러나 사실은 여성의 자궁이 물기가 다 말라서 아파서 부부관계를 못하는 상태였다. "헤어지고 싶으세요? 계속 살고 싶으세요? 살고 싶다면 남편을 제가 설득해볼 테니 남편을 한의원으로 보내세요." 그렇게 말했지만, "분명히 아파서 싫다고 했는데 남편이 제게 바람났다고 덮어씌우는데 제가 왜 그런 남편하고 살아야 합니까?" 하고 날을 세웠다. 남편이 부인의 상태를 모르니까 그런 것이니 설명해주겠다고 했지만 결국 그녀는 이혼을 하고 말았다. 임상 현장에서 이런 경우는 흔히 볼 수 있는 일이다.

맥을 분석할 때는 인간사를 이해해야 세밀하고 정확해진다. 그래서 성별, 나이, 직업 등이 중요한 요소가 되는 것이다. 환자들은 "병원에서 딱히 치료가 없대서 와봤는데 건강검진이 됐네요" 하기도 하고, 최근에 발생했거나 과거에 있었던 마음의 상처를 알아봐주니 "점집에 온 것 같아요" 하기도 한다. 12장부의 맥을 보면서 전신(全身)의 크고 작은 문제점들을 보이는 대로 짚어주기 때문에 가능한 일이다.

그런데 사람들은 간혹 맥진검사에 대해 "잴 때마다 맥이 바뀌지 않나요?" "커피 한 잔 마시고 재면 변하는 거 아니에요?" 같은 엉뚱한 질문을 한다. 이런 질문을 하도 들어서 검증 자료를 만들고 논문을 쓰기 위해 30분마다 맥을 체크했던 적도 있다. 치료 전후의 맥이 아니라 순수하게 시간만 30분 흐른 후에 재검사하는 것이다. 특별히 정서적 불안이나 놀람, 흥분 등을 겪을 만한 일이 있었던 것이 아니라면 맥은 변화가 없다. 커피 한 잔에 변할까 봐 맥을 못 믿을 것 같으면 혈액검사도 믿을 게 못 된다. 다만, 확실한 맥진검사 결과를 얻고 싶다면 술이나 커피는 안 먹고 맥을 재는 것이 좋다. 심장 박동에는 영향을 받기 때문이다.

영육의 건강이
27맥에 담겨 있다

최근 서양의학에서 통합의학, 기능의학 등의 대체의학이 생겨났는데, 이름이 다를 뿐 그 사상적 뿌리는 모두 한의학이다. 인간은 영의 지배를 받는다는 건 동양의학 사상에 기반을 두고 있다. 서양철학에서는 영과 육을 분리한다. 사상 체계가 다른 사회에 동양 사상이 유입되지 않았다면 대체의학의 사고 체계는 나올 수 없었을 것이다.

12장부의 분류는 영육을 모두 통합적으로 보기 위한 구분이다. 그래서 영혼은 편안한지, 육체는 편안한지, 아픈 증상이 나타나는 원인은 어디에 있는지 맥을 보고 판별할 수 있는 것이다. 어느 장부이든 맥파 모양은 27가지가 나타날 수 있다. 이론상으로 12장부별로 27개씩 324개 경우의 수가 존재하는 셈이다. 그 27맥을 분석하면 병의 원인(病因)을 볼 수 있다.

[그림 18] 상하, 크기, 빠르기에 따른 맥의 분류 11가지

구분	맥	
상하	부맥 浮脈	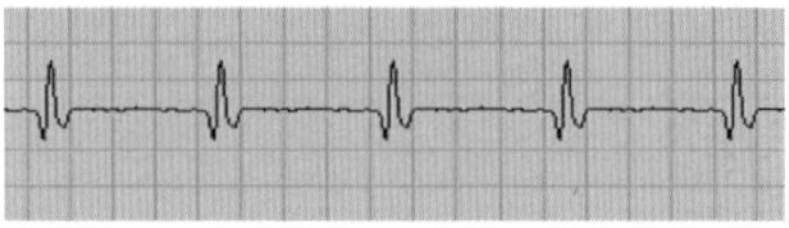
	침맥 沈脈	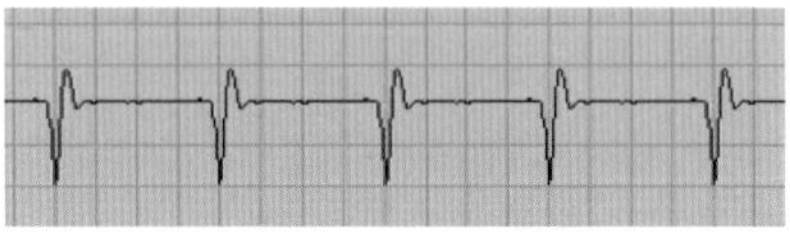
크기	대맥 大脈	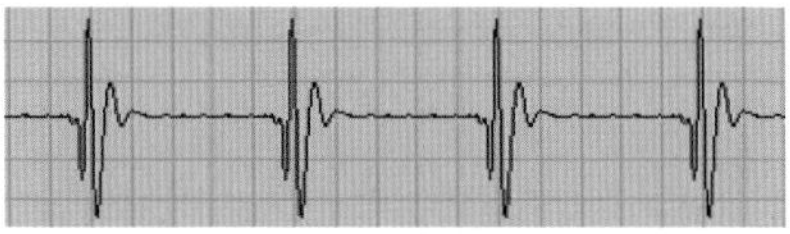
	완맥 緩脈	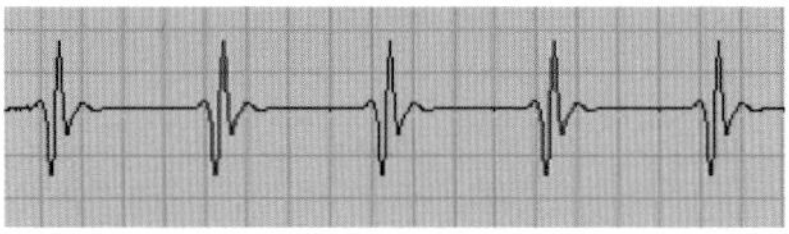
	단맥 短脈	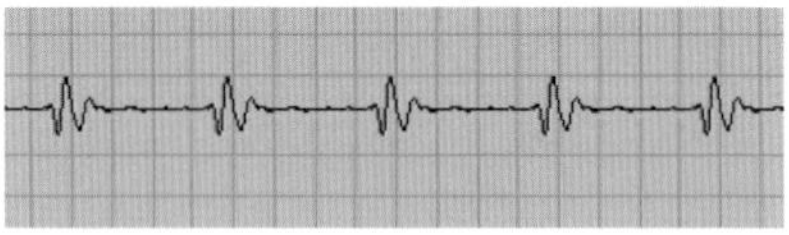
	세맥 細脈	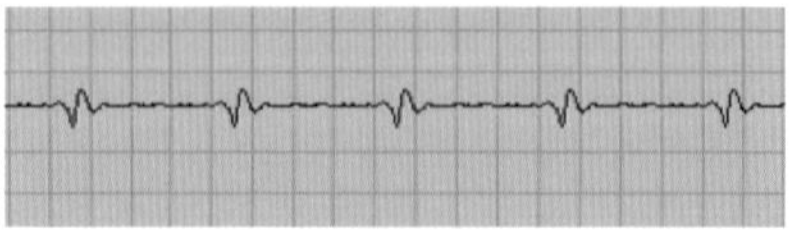
	미맥 微脈	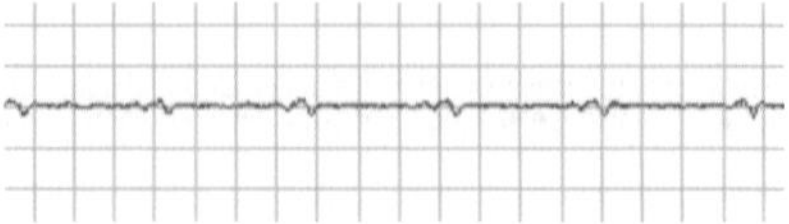

구분	맥	
크기 + 상하	허맥 虛脈	
	약맥 弱脈	
빠르기 (맥동과 맥동의 간격)	지맥 遲脈	
	삭맥 數脈	

[그림 19] 좌우 모양에 따른 맥의 분류 7가지

구분	맥	
좌우	촉맥 促脈	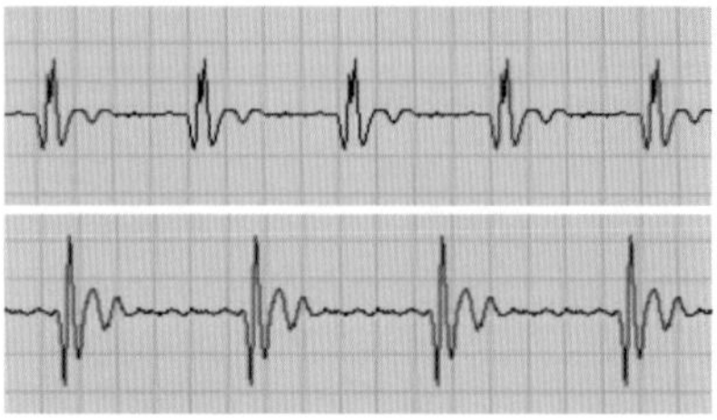
	대맥 代脈	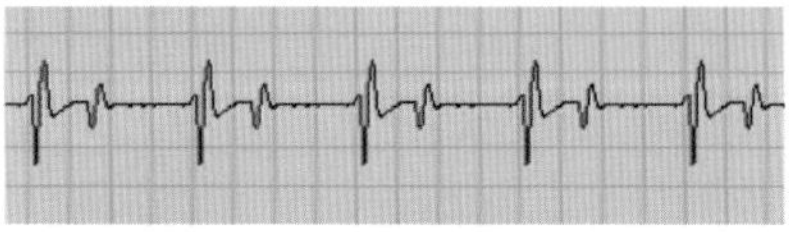
	긴맥 緊脈	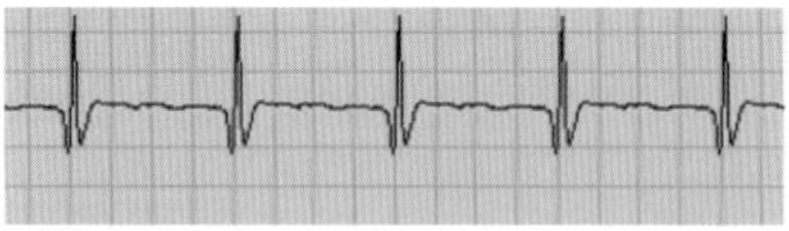
	현맥 弦脈	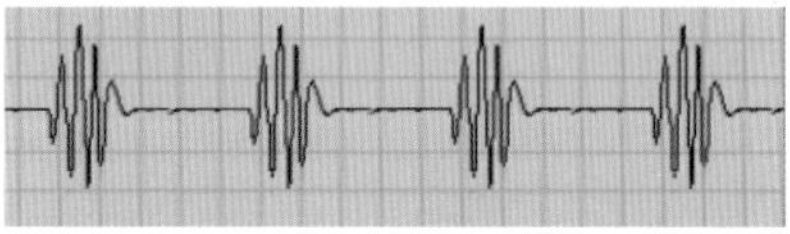
	활맥 滑脈	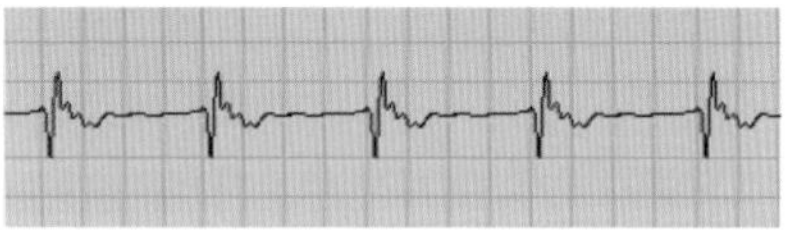
	결맥 結脈	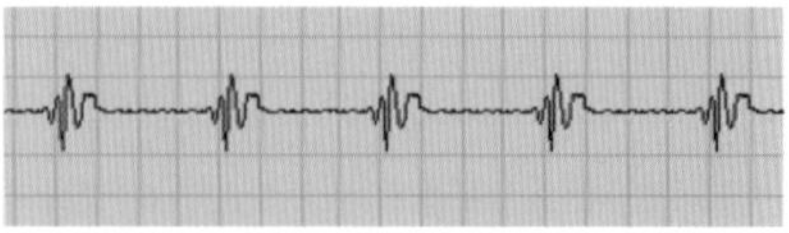
	삽맥 澁脈	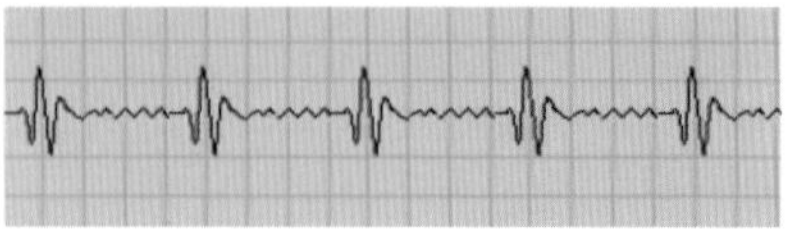

세균, 바이러스, 조직 의학이 발달한 서양의학과 달리 한의학에서는 '인간은 살아가는 환경의 영향을 받는다'는 동양 사상을 반영해 풍한서습조화(風寒暑濕燥火)나 사람 사이의 감정이 병인으로 반영된다. 풍(바람)이 몸에 들어가면 어떻게 되는지, 습(물기)이 들어가면 어떤 병이 생기는지 등을 27맥에서 살펴보는 것이다.

인간은 한정된 땅덩어리 안에서 살고 그 때문에 날씨, 환경, 음식에 따라 생기는 질병도 달라진다. 실제 각 나라별로 잘 걸리는 질병이 있다. 우유를 많이 먹는 민족에게 흔한 질병이 우유를 먹지 않는 민족에게서는 찾아보기 힘든 경우가 있다. 한국인에게만 산후풍이 있는 것도 다른 민족과 다른 점이다.

이 책에서는 27맥 중에서 현대에는 보기가 힘든 9개 맥은 제외하고 18맥을 다룰 것이다. 급성 염증으로 피 토하는 환자 같은 경우에는 여기에 해당하지 않는다. 옛날에는 한의사가 탄생부터 사망까지 모든 환자를 돌봤지만 지금은 서양의학이 그 역할을 맡고 있어서, 사망자의 맥, 중환자실, 응급실에서나 볼 수 있는 맥들은 제외했다. 실제로 한의원에 오는 환자들은 내과 질환과 신경계 질환인 경우가 훨씬 많다.

맥을 음양으로 살피고, 크기로 살핀다

맥을 살펴볼 때는 먼저 상하(上下)로 모양을 살핀다. 위로 뜨는 부맥(浮脈)과 밑으로 가라앉는 침맥(沈脈)이 있다. 부맥은 풍기(風氣)가 있음을 뜻하는데, 만물이 바람을 맞으면 세포가 긴장해 기가 모두 밖으로 빠져나간다. 부맥은 가벼운 증상 위주로 기능성 질환에 나타난다. 예를 들면 두통, 항강증(목 뒤가 뻣뻣한 증상), 긴장성 요통, 신경성 소화기능장애 등이다. 침맥은 양기가 부족할 때 나타나는데, 깊은 근심, 한숨, 충격, 권태, 무기력증, 복부냉증, 위하수, 장하수, 소변 무력, 수면장애, 디스크, 부종, 발기불능, 냉대하, 간떨어짐, 팔다리 무거움 등의 증상이 나타난다.

한의사는 12장부별로 부맥이면 어떻게 해석하고 침맥이면 어떻게 해석하는지 알아야 한다. 예를 들어서 간에 바람이 불면(부맥) 신경질이 늘어난다. "우리 집 남편이 참 착한데 요새 왜 그렇게 짜증을 내는지 모르겠어요. 아무것도 아닌 일에 신경질을 내요." 이러는 분이 가끔 있다. 그러면 아내와 남편이 같이 내원하라고 해서 설명해준다. "남편이 지금 바람이 불고 물기가 말라서 그래요." 그러면 남편은 "내가 괜히 짜증낸 줄 알아?"라고 응수하기도 한다. 오래 함께 살아서 성격은 안다고 해도 건강 상태에 대해서는 서로 모르기 때문에 그렇게 같이 앉아서 이야기를 하면 부부가 덜 다툰다.

침맥은 음이 성하고 양이 약한 것이다. 특정 장기에만 있는 게 아니라 전체적으로 음맥일 수도 있고 하나가 침맥이 나올 수도 있다. 예를 들어 다른 맥은 다 멀쩡한데 심장맥만 뚝 떨어져 있다면, 그 사람은 가슴에 못이 박힌 사람이다. 자식이 죽었거나 이별을 했거나 부부관계가 너무 좋은데 한 사람이 먼저 죽은 경우가 많다.

어지럼증 때문에 오셨다는 81세 할머니가 있었다. 맥을 보니까 심장이 폭 파이고 간장, 담낭이 바짝 말랐는데, 얼굴을 보니 경제적

어려움은 없어 보였다. "할머니, 최근에 가슴 아픈 일이 있었어요? 맥을 보니까 가슴에 깊은 상처가 있는데요" 하고 물었다. 사실은 그런 일이 있었다며 남편이 갑자기 숨을 못 쉬겠다고 해서 병원에 갔는데 폐가 굳었다는 말을 들었다고 한다. 지병이 없었던 분이었는데 입원한 지 일주일 만에 돌아가셨단다. 지금도 남편이 보고 싶다는 할머니는 우울증 약까지 먹고 있었다.

맥의 모양은 위아래로 밸런스가 맞는지 확인하면서 크기도 살펴봐야 한다. 완맥(緩脈)일 때를 정상 맥으로 보는데, 크지도 않고 작지도 않게 위로 한 칸 반, 아래로 한 칸 반 뛰는 맥이다. 여기서 정상이라고 했지만 좀 더 정확히 말하면 한국인 표준을 말한다. 상대적인 크기를 말하는 것으로 맥에서는 그 기준이 완맥이다. 『백병변증록』에서도 완맥을 음양화평지맥(陰陽和平之脈)이라 하여 평상시 맥이 완맥인 것을 건강한 사람으로 봤다. 음과 양이 골고루 균형을 이룬 상태인 것이다. 체온이 1년 365일 뜨겁지도 차갑지도 않은 36.5도 상태여야 건강한 것과 같은 맥락이다.

맥이 완맥보다 커지면 대맥(大脈)이 된다. 맥의 크기가 작은 경우는 완맥에서 반으로 줄면 단맥(短脈), 단맥에서 반으로 줄면 세맥(細脈)이라고 부른다. 세맥보다 더 작아 진폭의 크기가 3mm가 안 되면 미맥(微脈)이다. 미맥은 크기상으로는 세맥과 구별이 힘들 수도 있는데, 맥의 모양이 반듯하지 않고 기울어져 약간 삐딱한 것이 특징이다. 그래서인지 미맥 환자는 성격도 삐딱하다. 존재감이 적고 조용하며 자세도 나쁘다.

맥이 작을 때는 한약을 쓸 때 따뜻한 약을 쓴다. 병인을 알면 처방의 원리와 약재 선택이 바로 나온다. 허맥(虛脈)과 약맥(弱脈)은 진폭이 단맥 이하면서 위아래 골고루 뛰지 않는다. 허맥은 위로 뜨는 양맥이지만 꺼져가는 촛불과 같다.

맥의 빠르기와 좌우를 살핀다

맥을 살필 때는 상하를 본 다음, 크기, 빠르기, 좌우를 관찰한다. 27맥의 이름도 그 4가지에 맞춰 붙여졌다. 그중 빠르기는 맥동으로 설명된다. 100m 달리기를 하고 나면 숨이 차서 맥이 빨리 뛰고, 에너지가 지치면 맥이 느릿느릿하다. 사람이 죽고 사는 것은 맥동만 봐도 알 수 있다. 1장의 맥진검사 결과지들을 보면 아래에 두 개의 육각형이 있다. 오른쪽 손목에서 추출한 6개의 기장부 밸런스를 보는 육각형과 왼쪽 손목에서 추출한 6개의 혈장부 밸런스를 보는 육각형이다. 여기 적힌 각각의 숫자가 장부의 맥동이다.

그 위에 PR이라고 돼 있고 붉은 색 숫자가 적힌 것은 맥파진동수다. 가끔 좌우(PR) 숫자가 심하게 차이가 나는 경우가 있는데, 삽기가 있을 경우엔 기계적 오류가 나기도 한다. 젊은 나이에는 심장이 빠르게 뛰지만 나이가 들면 심장이 지쳐서 느리게 뛴다. 100미터 달리기가 힘든 것은 숨이 차기 때문인데, 마라톤을 할 때 심박수가 빠르면 힘들다. 일반 성인이 72~76 사이에서 뛰는 게 정상이라면 황영조 같은 마라톤 선수는 48번 정도 뛸 것이다. 심장이 강해서 빨리 뛰어도 숨차지 않고 42.195km를 달리는 것이다.

고수라면 맥을 보고 "대장 용종 검사를 해보세요"라는 식으로 가이드라인을 줄 수 있다. 맥파를 관찰하는 것만큼은 아니지만 맥동 숫자만 봐도 많은 정보를 알 수 있다. 육각형의 장부별 숫자는 에너지량을 그려내도록 체크한 것으로 심박동수와는 관련 없다. 이 수치는 젊은 나이를 기준으로 75 전후가 가장 좋다. 내장기에 손상이 없고 먼지가 안 묻은 상태를 의미한다. 장부별로 때가 끼고 먼지가 묻을 수 있고 찌그러질 수 있고 금이 갈 수 있다. 가장 중요한 건 육각형의 밸런스인데, 크든 작든 균일한 것이 좋다. 작더라도 밸런스가 맞으면 그나마 치료하기에 좋다. 가장 안 좋은 것은 맥이 제각각인 것으로 어떤 건 작고 어떤 건 길쭉하면 좋지 않다.

만약 암으로 발전하고 있다면 육각형의 수치는 50 이하로 뚝 떨어진다. 그럴 때는 바로 조직검사를 권고하고 있다. 다만 예전에 비해서는 한의사가 암 환자를 만날 확률이 적어졌다. 왜 그럴까 생각해보면 건강검진에서 거의 다 걸러지기 때문이다. 그걸 보면 국가 건강검진 시스템이 매우 중요하다는 걸 나도 인정할 수밖에 없다.

맥파는 흐름을 보는 것이지만, 맥의 빠르기를 보는 것은 에너지를 보기 위한 것이다. 정상맥이 한 번 뛸 때 모눈종이 사각형 3~4칸을 차지한다면 맥이 느린 지맥(遲脈)은 5~6칸을 차지한다. 맥이 빨라서 정상맥이 한 번 뛸 때 두 번 뛴다면 삭맥(數脈)이다. 맥과 맥 사이 간격이 좁다([그림 18] 참조). 삭맥은 두 종류가 있는데, 맥 사이 간격은 정상인데 본맥이 혼자서 빨리 뛰는 것도 삭맥이다.

맥이 빠를 때는 12장부 중에서 염증 있는 맥이 있는지부터 찾아야 한다. 맥이 빠르면서 염증이 있으면 실열이고, 정상 간격인데 맥이 빠른 건 염증보다는 허열이다. 온도가 확 올라가는 것이 아니라 진땀이 나는 것이다. 정상 간격일 때의 삭맥은 현맥(弦脈)과 모양이 비슷해 헷갈릴 수 있는데, 삭맥은 위아래 길이가 같은 반면 현맥은 하나의 맥동 안에 짧고 긴 맥이 모두 포함돼 있다. 작았다 컸다 대칭을 이뤄 마름모꼴 모양이다.

만약 열이 펄펄 나는데 맥이 거의 안 뛴다면 안 좋은 징조다. 원래대로라면 열이 날 때 심장은 열을 식히기 위해서 열심히 펌프질을 하니까 맥이 더 뛰어야 한다. 그렇지 않다면 몸에 문제가 있는데도 거기에 대응하지 못하고 있다는 뜻이다. 너무 피곤하면 "몸에 단내가 난다"는 말을 쓴다. 단내가 날 정도인데도 맥이 거의 안 뛰면 암을 의심해야 할 정도로 심각한 상태다. 반대로 머리를 짚어보니 싸늘한데 맥이 마구 뛰고 있다면 그것도 문제다. 맥동이 느리다는 건 춥고 힘없다는 뜻이며, 빨리 뛴다는 것은 원기왕성해서 엔진이 과잉으로 돌아가는 것이다.

또 맥파의 좌우를 살필 때는 환경맥부터 본다. 맥동과 맥동 사이를 환경맥이라고 하는데, 여기에 마치 TV가 치직거리는 것처럼 지저분하게 나올 때는 깔깔할 삽(澁) 자를 써서 삽맥이란 말을 쓴다. 맥파의 좌우를 관찰하는 것은 폭, 두께를 보는 것인데 본격적으로 몸의 환경을 살펴보는 것이다.

맥파의 좌우 모양은 사람의 몸매처럼 뚱뚱한 맥, 날씬한 맥, 보통 맥이 있다. 뚱뚱한 맥은 한 번 뛰고 말아야 되는데 여러 번 뛰니까 두껍다. 반면 폭이 좁고 날씬한 모양이 있는데 이걸 긴맥(緊脈)이라고 한다. 대맥(代脈)은 뛰다 말다 뛰다 말다 하는 것이고, 촉맥(促脈)

은 똑 끊어지는 것이다. 여기서 대맥(代脈)은 한자가 대맥(大脈)과 다르다는 걸 주의해야 한다.

현맥(弦脈)은 기타줄처럼 여러 번 다다다다 뛰는 것으로, 급성으로 열이 나거나 염증이 있는 경우다. 활맥(滑脈)은 벽에 풀을 뿌리면 주르르륵 미끄러지는 것 같은 맥이다. 옥이 쟁반에 굴러가는 맥이라고도 표현하는데 열은 없고 뻑뻑한 상태다. 결맥(結脈)은 똘똘 뭉친 맥으로, 암환자가 결맥이 나온다면 손을 못 쓸 정도의 상태란 뜻이다.

현대인들은 활맥이 나타나는 경우가 참 많은데, 정신적으로, 심리적으로 편치 않다는 뜻이다. 우울증, 공황장애, 불안증, 폐쇄공포증 등의 환자는 맥이 가지런하지 않고 올라가다가 주르르륵 미끄러진다. 그것은 가슴에 산사태가 난 것으로 상처받아서 울고 있는데 말을 못하는 것이다.

간장맥에 활맥이 나온 걸 보고 "간장이 녹고 있어요"라고 말하면 환자들은 "간이 녹아요?" 하면서 깜짝 놀란다. "저 이번에 간 검사했는데 이상 없다는데요?" 하고 의아해한다. 서양의학적 사고로 무장돼 있어서 금방 받아들이지 못하기 때문이다. "간염이 아니고요. 감정이 무너져내리고 있다는 건데 범인이 누구죠?" 하면 점쟁이가 따로 없다며 신기해한다. 내가 강원도 정선에서 한의원을 개원했을 때는 사람들이 "동자신 내린 한의사"라고 불렀을 정도다. 안 물어보고도 상황을 어떻게 아냐는 것이다.

남자는 기장부,
여자는 혈장부 위주로

우리 집에서는 가족이 모두 6개월에 한 번씩 맥진검사로 건강을 체크한다. 건강할 때는 아내도 아들딸도 맥에 변화가 없다. 그러나 아픈 데가 있으면 맥이 조금 끊어진다든가 맥이 올라가는 등의 변화가 있다. 건강할 때의 맥상을 보면 그 사람의 체질을 알 수 있다. 병이 없는 상태일 때의 맥파를 가지고 있으면 병이 있을 때의 변화된 맥파와 비교해서 많은 정보들을 얻을 수 있다. "배탈이 났구만", "요즘 신경을 많이 썼네", "운동 좀 해라", "잠을 못 자는구만" 등 건강상의 피드백이 바로 가능하다.

환자 중에는 예민한 사람도 있고 무던한 사람도 있는데, 몸에 느껴진다는 변화가 의미 있는 것인지 아닌지는 맥진으로 확인할 수 있다. 12장부의 맥을 살필 때는 기(氣)장부와 혈(血)장부로 나누어서 보는 것이 가장 기본이다. 기와 혈은 인간이 생명을 갖추는 데 가장 기본이 되는 것들이다. 여기서 "혈은 알겠는데 기는 뭐냐?"고 할 사람이 있을 것이다. 혈은 보이는데 기는 안 보인다고 해서 존재하지 않는 것은 아니다. 사람은 숨을 쉬어야 하고, 영양분이 몸에 들어와도 산소가 없으면 에너지를 얻을 수 없다. 먹어서 들어온 것과 마찬가지로 호흡으로 들어온 것도 역시 청탁(淸濁)을 가려내어 탁한 것은 걸러내고 맑은 것은 우리 몸에서 에너지로 쓴다. 그것을 기(氣)라고 한다. "기를 쓰고 공부하다", "기 죽이지 마라", "기 좀 살려줘" 등의 표현으로 우리는 이미 말하고 있기 때문에 마음을 열면 이해할 수 있다.

기장부에서는 폐가 으뜸이고 혈장부에서는 심장이 왕이다. 심장이 안 뛰면 죽는 것처럼 숨이 멈추면 죽는다. 조선 시대 삼정승 중에 좌의정이 우의정보다 높은 것은 심장이 왼쪽에 있기 때문이다. 고전에서도 심장을 군주지관(君主之官)이라고 설명한다. 심장이 왕이라면 폐는 왕비라서 부부 장기라고 부른다. 임금의 그날 하루 기분에 따라서 장군은 목이 붙어 있을 수도 있고 날아갈 수도 있다. 그래서 왕과 왕비에 해당하는 장기, 즉 심장과 폐는 우리 몸에서 가장 건강해야 한다.

기장부의 으뜸인 폐가 숨을 잘 쉬지 못하면 소화도 안 된다. 장이 예민해지고 자궁은 얼어버려서 해당하는 맥이 불안정해진다. 혈장부에서 심장은 소장과 연관성이 있다. 심장이 왕이라면 소장은 후궁이고 담낭은 연인이다. 이런 연관성은 한의병리학에서 다루는 것들이다.

맥진을 분석할 때는 기장부 6개와 혈장부 6개 중에 어느 쪽 에너지의 사용도가 많은지 살펴본다. 에너지 사용도는 남녀의 차이가 있어서 남자는 기장부 위주로 건강을 체크하고, 여자는 혈장부 위주로 건강을 체크한다. 여성은 매달 월경으로 인한 출혈이 있다는 것을 생각하면 이해가 갈 것이다. 다만 형상의학을 반영하면 남성이지만 여성스러운 경향이 있는 사람은 반대로 혈장부를, 여성이지만 남성스러운 경향이 있는 사람은 기장부를 먼저 살피기도 한다.

한의학에서의 난임 치료

33세의 여성이 결혼한 지 3년이 됐는데 살은 찌고 아기가 안 생긴다며 찾아왔다. 맥진에서 전체적으로 긴맥이 나타났는데, 이것은 환자의 온몸이 긴장돼 있다는 뜻이다. 뚱뚱한 사람의 특징은 맥이 빠르다. 심장에 비해 몸이 커지면 펌프질을 빨리 안 하면 움직이기 힘들기 때문이다. 그래서 뚱뚱한 사람은 지구력이 약하다. 심박동이 빨라지면 심장이 힘들어 숨차고 땀을 뻘뻘 흘린다.

환자는 엄마와 함께 내원했는데, 33세밖에 안 된 나이에 긴장도가 높고 노심초사하면서 속에서 애가 끓고 있다는 것이 맥에 보였다. 불임 검사를 했는지 물었더니 본인은 검사를 했고 남편은 검사를 안 했다고 한다. 한약을 한 달간 먹어보고 다음 내원 때는 남편과 함께 오기로 했다.

이 환자는 자궁근종이 있지만 임신과는 상관없는 경우였다. 맥을 보고 근종이 있다고 하면 "몇 개예요? 커요?"라고 환자들이 묻는다. 그러나 맥진은 조직을 살피는 진단이 아니고 거시적인 시각으로 몸 전체를 살피는 진단이기 때문에 맥진만으로는 근종이 큰지 작은지, 개수는 몇인지 알 수 없다. 가끔은 혹이 많을 때 맥파가 울퉁불퉁하게 나와서 여러 개라는 걸 짐작할 수 있지만 자세한 건 초음파를 해봐야 안다. 다만 물혹인지 근종인지는 90% 넘는 확률로 알 수 있다.

아기가 잘 안 생길 때는 배란은 제대로 되는지, 난관이 막혀 있진 않은지, 난자는 건강한지, 남성의 정자가 죽었거나 비실비실하거나 개수가 너무 적진 않은지 꼭 확인해야 한다. 임신 성공은 확률을 높이는 싸움이기 때문에 정자가 죽었을 때는 할 수 있는 치료가 없다. 그래서 난임 환자는 무조건 병원에서 불임검사부터 하고 남자, 여자를 동시에 치료해야 한다. 남자에게 문제가 있는데 여자만 한약을 먹어봐야 소용이 없다.

예전에 일본어 통역을 해줬던 지인이 개인적으로 임신 문제에 대한 이야기를 꺼낸 적이 있다. "이번에 검사를 해보니 저는 문제없었어요"라고 하는데 남편은 왜 같이 검사를 받지 않았냐고 했더니 그 생각은 못했다는 것이다. 옛날에는 아기를 못 가지면 모두 여자 팔자라고 몰아붙였는데, 현대 의학의 검진으로 보면 남자에게 문제인 경우도 많다. 의학 용어로는 죽은정자증(necrospermia) 또는 정자사멸증이라고 하는데, 현대인에게 꽤 많다. 정자가 죽었는데 임신을 바라는 건 기적을 원하는 것이다. 그냥 상식적으로 생각해봐도 아기가 혼자 생길 수는 없다. 안타깝게도 실제 임상에서는 남편과 함께 오라고 했을 때 같이 오는 사람이 많지 않다. 남편이 "난 멀쩡한데

[그림 20] 난임 환자의 예

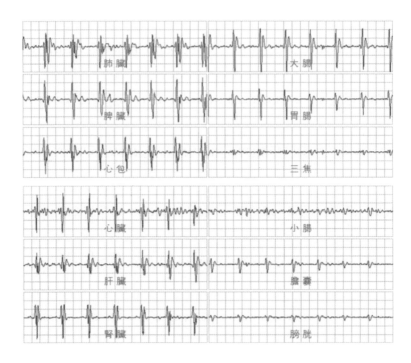

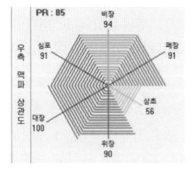

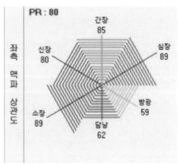

뭔 소리야" 하는 반응을 보이기 때문이다. 이때 한의사가 도와줄 수 있는 건 자궁을 뜨끈뜨끈하게 해주는 것뿐이다.

비유하자면 자궁은 동굴이다. 정자가 추운 데 들어가면 활동성이 떨어지지만 따끈따끈한 데 들어가면 즐거워서 춤을 춘다. 이 환자는 자궁의 상태를 보는 삼초맥이 춥고 거칠거칠했다. 이것은 자궁 점막에 물이 말랐다는 뜻이다. 자궁이 춥고 건조하면 아기가 생겨도 쉽게 미끄러져 유산된다. 삼초맥이 까칠까칠한 사람의 특징이다. 그래서 자궁을 덥히는 한약을 처방해준 것이다. 삼초맥을 보면 출산 후 젖의 분비, 부부관계 시에 즐거운지 안 즐거운지도 알 수 있다. 맥을 보고 "남편에게 다른 여자가 있다"는 것도 알려주는데, 말해주면 환자는 놀라서 난리가 난다. 40년 동안 맥을 봐오면서 '이 사람이 왜 이런 말을 할까' 관찰하면서 고민하다 보니까 깨달은 것이다.

잘 살고 못 사는 것도 맥을 보면 안다

삼초맥은 혈장부와 연관성이 있는데, 심장맥을 우선적으로 살펴본다. 이 환자는 심장이 대맥으로 나타났다. 착하고 여린 사람인데 긴장해서 울고 있는 맥이다. 3년간 유산은커녕 임신이 안 됐으니까 시어머니한테 시달릴지도 모른다. 남편한테 문제가 있어도 시어머니는 모르고 며느리만 괴롭히는 경우가 많다. "네 팔자에 애가 없네" 하는 소리를 옛날에는 참 많이 들었다.

혈장부에서 소장맥을 보면 어디가 본맥이고 어디가 가지맥인지 구별이 안 갈 정도다. 그 와중에도 작지만 가장 큰 게 눈에 딱 띄는 지점이 본맥이다. 가지맥은 본맥이 뛰고 나서 연달아 울퉁불퉁 뛰고 있다. 이 여성은 소장맥이 작은데 장이 차갑고 건조하다는 뜻이다. "사돈이 땅을 사면 배가 아프다"는 말이 있다. 마음으로 애를 많이 쓰면 심혈이 소모돼서 그게 장을 때리는 데에서 나온 말이다. 소장은 심장과 표리관계에 있는데, 장이 춥고 메마르지 않은 사람은 사돈이 땅을 사도 배가 안 아프다. 우리 조상들이 쓰던 말에는 한의학에서 쓰는 말이 그대로 박제된 경우가 아주 많다.

혈장부 중 신장맥에서는 내분비 상태를 본다. 삼초맥이 좋아져도 신장맥이 좋지 않으면 임신이 안 되는 경우가 많다. 또 방광맥은 척추를 보는데, 위치상 자궁이 앞에 있으므로 방광맥을 보고 허리의 힘을 본다.

이 환자는 맥이 빠르고 긴장돼 있다. 맥파진동수(PR)가 오른쪽 85, 왼쪽 92로 나이에 비해서 빠르다. 30대라면 75 전후가 정상 빠르기인데, 이게 빠른 경우는 심신 과로, 갑상선, 염증, 심장병, 암 등이다. 한의원에는 암 환자, 발열 환자가 거의 없기 때문에 대부분은 심신 피로, 갑상선 이상, 체중과다인 경우다.

맥진을 보면 그 사람이 잘 살고 못 사는 것도 알 수 있다. 맥이 긴장돼 있다는 건 춥거나 오싹하고 몸이 따뜻하지 않아 찬바람을 싫어하는 것이다. 그러나 젊은 나이이고 병이 없으니까 맥과 맥 사이(환경맥)는 깨끗하다. 환경맥이 깨끗하다는 건 힘들게 일하는 사람은 아니라는 뜻이다. 긴장돼 있지만 맥이 큼직한 걸 보면 육은 깨끗하되 심적으로 긴장돼 있는 것이다. 심적으로 피곤하고 긴장된 이유는 임신 문제가 급하기 때문이었을 것이다. 일을 안 하고 있으니까 지금 환자가 해야 할 최대 과제는 임신인데, 맘대로 안 되니까 마음이 긴장되는 것이다. 그럴 때 대화를 해보면 이 사람이 왜 이런 맥이 나오는지 이해하게 된다.

친정엄마는 "우리 딸이 몸이 비대해서 애가 안 들어서나요?" 하고 질문했지만, 뚱뚱해도 임신은 할 수 있다. 서양의학적으로 풀면 자궁내막증이 있으면 유산이 자꾸 될 것이고 몸이 너무 비대하면 자궁이 좁아서 착상 자체가 잘 안 될 수는 있다. 그런데 한의학은 원래 심신이 함께 건강한 것을 지양하는 학문이라 환자의 마음도 살펴야 한다. 돈 많다고 행복한 것도 아니니까 한의사가 고수라면 환자가 호소하는 점을 파헤쳐 이해하고 공감할 준비를 할 것이다. 이 환자는 마음이 여리고 착한데 심장맥과 간장맥이 새까맣다. 아기가 안 생겨서 심적으로 바짝 긴장되고 마음고생을 하고 있다는 뜻이다.

임신이 안 되는 사람들이 이 사람처럼 모두 긴장돼 있는 것은 아니다. "우리는 애 안 낳을 거예요" 하고 선언하는 사람도 있다. 이 환자의 맥이 큼직큼직하고 긴장돼 있는 걸 보고 나는 질문을 던졌다. "시어머니랑 같이 살아요?" 요즘은 90%가 같이 안 산다고 대답하기 때문에 또 묻는다. "시어머니가 어떤 분이세요?" 40여 년간 여자의 일생을 들여다보니 하나씩은 꼭 문제가 있다. '시' 자 들어가는 사람 때문에 제일 힘들고, 그게 아니면 남편이 속썩이거나, 남편이 괜찮으면 자식이 공부를 못 하거나 아기가 안 생긴다. 완벽한 행복은 존재하지 않는다.

오장의 문제인가,
육부의 문제인가

맥진을 판독할 때는 순서를 정해서 살피면 효율적이다. 첫째, 맥의 높낮이를 살펴서 정상맥이 아니라면 대맥(大脈)인지 또는 단맥, 세맥, 미맥, 약맥인지 살펴본다. 표준인 완맥보다 위아래로 크게 뛰면 대맥, 표준의 절반 정도가 단맥, 단맥보다 절반 정도가 세맥이다. 진폭이 세맥보다 작은 것은 미맥이며, 진폭이 단맥 이하이면서 아래로 뛰는 침맥인 경우에 약맥이라고 한다.

둘째, 위아래 균일하지 않고 위로 많이 뛰거나 아래로 많이 뛰는 것이 있는지 살핀다. 위로 많이 뛰면 부맥이며 체질상 양인(陽人)이거나 최근에 질병이 발생한 경우다. 아래로 많이 뛰면 침맥이며 체질상 음인(陰陽)이거나 병증이 오래된 경우다.

셋째, 맥의 넓이를 살펴야 한다. 폭이 좁은 긴맥이라면 풍한(風寒)

이 침입한 것으로 해석하며, 촉맥, 대맥(代脈), 결맥 등이 있는지 살펴봐야 한다.

넷째, 맥동 숫자를 확인하고 맥동 간격을 보면서 느리게 뛰는 지맥이나 빨리 뛰는 삭맥은 아닌지 살핀다.

다섯째, 문제가 발견된 맥은 부부 장기의 관계에 있는 다른 맥을 반드시 함께 살펴보고 진단한다. 맥진 결과지는 그 이론에 맞게 배치한 것이다.

여섯째, 장부의 목화토금수(木火土金水) 관계를 살핀다. 한의학의 근본 사상에는 음양오행이 있다. 12장부 중 오장(五臟)이 오행에 대비되는데 목(木)은 간(肝), 화(火)는 심장(心), 토(土)는 비장(脾), 금(金)은 폐(肺), 수(水)는 신장(腎)이 해당한다. 간장, 심장, 비장, 폐, 신장의 오장에 심포를 더하면 육장(六臟)이 된다. 오행은 상생(木生火, 火生土, 土生金, 金生水, 水生木)과 상극(木剋土, 土剋水, 水剋火, 火剋金, 金剋木) 작용을 통해서 만물을 생성하고 변화시킨다는 이론이다. 맥진을 할 때도 간에 병이 들었으면 처음부터 간에 병이 들었는지, 폐가 병이 들었는데 간으로 침범한 건지, 그런 관계들을 살핀다.

기장부에 병이 들었는지 혈장부에 병이 들었는지 관찰한 뒤에는, 다시 한 번 오장(五臟)과 심포를 관찰하고(맥진결과지 왼쪽 6개) 대장, 위, 삼초, 소장, 담낭, 방광 등 육부(六腑)를 관찰해 한열허실(寒熱虛實)이 있는지 본다(맥진결과지 오른쪽 6개). 이것은 육체에 병이 들었는지 마음에 병이 들었는지 구분해서 살피는 것이다.

기장부 6개에서는 살아가는 데 필요한 근본 체력을 살핀다. 심리적인 면에서는 기백과 의지를 파악하는 것이 핵심이다. 폐에서 체력을 보고, 비장에서는 삶의 의지를 보며, 심포에서는 엔진 성능을 본다. 혈장부인 심장맥에서는 마음을 살피는 반면, 실제 심장의 펌프 능력은 기장부인 심포맥을 통해서 살핀다. 또 대장은 찌꺼기를 내보내는 배출 상태를 보고, 위장은 음식을 잘게 부수는 반죽기의 성능을 보며, 삼초는 생식기의 온도를 본다.

혈장부에서는 심장에서 보는 환자의 기분 상태가 결정적 인자가 된다. 또 간장에서는 분노, 인내성을 관찰하고, 신장에서는 두려움, 추위, 위축된 체온 등을 관찰한다. 질병의 발생은 인간이 살아가는 모습을 따라간다. 인간은 삶의 용기, 의지, 배짱, 신명을 버팀목으로 살아가는데 그런 심상, 본성, 성정, 성격은 오장에서 봐야 한다. 간장에는 혼이 살아 있어야 하며, 심장에는 신명이 있어야 하고, 비장에는 의지가 있어야 하며, 폐에는 기백이 있어야 하고, 신장에는 지조가 있어야 한다.

좋은 영양분이 몸에 들어오면 피가 되고 살이 된다는 말을 하는데, 살은 육(肉)이고 기는 영(靈)이다. 영육이 모두 건강해야 사람은 편안하다. 오장에서 선천적인 건강을 살피는 데 반해 육부에서는 후천적인 생활습관을 통한 건강 상태를 살피는데, 먹고 마시고 소화시키고 찌꺼기를 내보내고 잠자는 것을 살펴본다.

오장육부에서 확인할 수 있는 질병

오장의 병인지 육부의 병인지 살펴볼 때는 가지맥과 환경맥의 관찰이 중요하다. 본맥은 처음 뛰는 맥으로 조직의 병을 관찰하며, 본맥에 따라붙는 가지맥은 구조와 기능을 본다. 심장맥과 간장맥에서 가지맥이 촉맥이나 활맥으로 나온다면 혼자 소리 없이 우는 사람이다. 맥과 맥 사이는 환경맥이라 하여 피가 마르거나 무기력한 것을 판별할 수 있다.

오장을 차례로 살펴보면, 폐장맥에서는 호흡과 체력 상태를 살핀다. 병인으로는 기허, 기체, 풍, 한, 습, 조, 한습, 풍열, 풍한 여부를 살핀다. 비염, 가래, 천식은 물론이고 의기소침, 손발 저림, 수면무호흡, 피부병 등의 증상이 있는지 알 수 있고, 맥파에 따라 겁이 많은 사람인지 잘 우는 사람인지 알 수 있다.

비장맥에서는 쥐나는 듯한 두통, 어지럼증 등 뇌와 관련된 문제를 알 수 있다. 위치상 머리와 관련된 것들로 경추성 질환을 확인할 수 있고, 뇌하수체 종양을 확인한 경우도 있다. 중풍으로 머리가 흔들리는 요두증, 수전증, 멍한 증상, 몸이 무겁고 가라앉는 증상 등을 비장맥에서 확인할 수 있다.

심포맥에서는 심장박동 상태는 괜찮은지 살핀다. 불안증, 심근경색, 부정맥, 협심증, 판막증, 고혈압, 부정맥 등을 확인할 수 있다. 심한 정신적 자극을 받거나 심장이 허해 가슴이 울렁거리는 증상이 심포맥에 나타난다.

심장맥을 보면 화병, 불안, 걱정, 근심 등 마음에서 오는 병을 기본으로 판별할 수 있다. 고지혈증 환자의 경우 심장맥이 작으면서 삽맥으로 나타난다. 스트레스, 소심함, 겁이 많음, 신명이 남, 마음이 착함, 성격이 예민함 등의 정보를 알 수 있고, 수족저림, 알레르기,

[표 3] 오장육부에서 확인할 수 있는 증상과 질병

12장부	확인할 질병
폐	코막힘, 기침가래, 비염, 무기력, 수족저림, 수족무력, 가짜중풍 (유중풍), 흉고(숨참), 기진맥진, 의기소침, 무기력, 자한증, 감기, 피부 질환, 축농증 · 코피 · 알레르기성 비염 등 코 질환, 견비통, 폐렴 · 천식 등 각종 기관지와 폐 질환
비장	뇌신경계 질환, 각종 두뇌활동, 사지무력, 신경정신과 질환, 각종 두통, 건망증, 치매, 불면증, 정서장애, 뇌종양, 뇌경색, 수족마 비, 경추성 질환, 수족기능장애, 소아 성장 · 발육장애, 당뇨병, 전 신 침중, 권태감, 식후 노권증
심포	부정맥, 협심증, 심근경색, 심장비대, 심장판막증, 흉통, 천식, 흉 고, 고혈압, 부종, 충격 · 놀람 · 가슴속 한, 불안, 정충(가슴 울렁 거림 · 불안), 경계(놀람 · 두근거림), 천식
심장	수족마비, 허혈성 질환, 고지혈증, 쥐내림, 혈액의 순환장애, 뇌출 혈, 스트레스, 화병, 근심걱정, 노심초사, 불안, 정충, 경계, 불면 증, 수면장애, 부종, 흉통, 천식, 기진맥진
간장	안구충혈, 안구피로, 눈물 분비 상태, 안면경련, 소아 틱장애, 피 로 상태, 근육 통증, 근육의 마비 · 경련 · 저림, 하지불안증후군, 욕구불만, 공황장애, 우울, 짜증, 분노, 예민, 신경질, 불면증, 갱 년기장애, 정서장애, 생식기능장애, 배란 · 월경장애, 알콜성 간질 환, 간경화, 물혹, 급 · 만성 간염
신장	발육, 모발 윤택, 부종, 빈뇨, 야뇨, 요실금, 소변무력, 전립선염 · 방광염 · 신부전증 등 비뇨생식기 질환, 각종 성기능장애, 불임, 골다공증, 무릎통증, 하지무력, 수족냉증, 이명, 난청, 어지러움, 고혈압, 추위 탐, 아침 침중

12장부	확인할 질병
대장	변비, 설사, 토끼똥, 치질, 장염, 과민성 대장염, 대장암, 치질, 대장 용종, 복부가스, 수족냉증, 하복부냉증, 크론씨병, 두드러기 등 각종 피부 질환, 똥배, 경락성 견비통, 각종 치통
위	위궤양 · 위하수 · 위암 등 각종 소화기 질환, 상복부 냉증, 식적 확인, 안면부종, 전신부종, 수족관절부종, 기미 · 여드름 등 얼굴의 피부 질환, 구취, 백태, 멀미, 식욕부진
삼초	생리통, 생리불순, 냉대하, 폐경, 불감증, 무액증, 불임, 유방발육장애, 음부소양증, 낭습, 발기불능, 조루증, 경락성 견비통, 이명, 자궁근종, 자궁암, 자궁물혹
소장	영양흡수 상태, 빈혈, 기립성 현기증, 이명, 어지럼증, 두통, 급성 충수돌기염, 급 · 만성 후두염, 매핵, 역류성 식도염, 각종 갑상선 질환, 복부 냉증, 수족냉증, 변비, 설사, 복부창만, 견비통, 견갑통, 항강증(경락성 통증)
담낭	수면장애, 두통, 협통(옆구리 결림), 담경락성 통증, 역류성 식도염, 십이지장염, 십이지장궤양, 담석증
방광	척추측만증, 척추분리증, 좌우 골반 변이, 하지 장단족, 10종의 요통, 요추디스크, 좌골신경통, 척추관협착증
전체 파악	파킨슨병, 근무력증, 베체트씨병, 쇼그렌증후군, 강직성 척추염, 가짜중풍, 신경불안장애, 꽁생원

불면증 등도 보인다.

간장맥에서는 삶의 용기와 추진력을 살핀다. 용감한 사람, 겁이 많은 사람, 간이 녹아내린 사람, 짜증, 분노, 우울 등이 간장맥에 나타난다. 안구건조증, 안구경련 등 눈과 관련된 질환도 간장맥에서 확인한다. 지방간, 간염보균자, 공황장애, 분기탱천, 고관절통, 만성 피로 등이 보인다.

신장맥에서는 소변과 관련된 건강 상태, 잘 붓지는 않는지, 추위를 타거나 시리지 않는지 살펴본다. 아침에 잘 일어나지 못하는 것, 성욕이 없는 것도 신장맥을 보고 알 수 있다.

육부에서는 생활습관을 주로 보는데, 소화시키고 배설하는 능력, 성 기능, 수면, 바른 자세 등의 정보를 알 수 있다.

대장맥을 보면 복부 가스, 복통, 하복부냉증, 수족냉증, 과민성 대장염, 오십견, 변비, 대장 용종, 치질 등을 확인할 수 있다. 또 피부 알레르기, 변의 상태, 크론씨병, 치통까지 확인이 가능하다.

소장맥에서는 어지럼증 여부와 어깨, 복부의 상태를 살핀다. 갑상선기능이상, 갑상선 물혹, 기립성 현기증, 식도염, 후두염 등의 질병 여부를 확인할 수 있다.

위장맥에서는 건강한 식사를 하고 소화시키는지, 복부가 따뜻한지 냉한지를 살핀다. 소화불량, 급체, 위경련, 위무력증, 위궤양, 위암, 가슴이 답답하고 트림을 하는 식적, 신경성 소화불량, 구취, 여드름, 오심, 구토, 멀미 등의 증상을 확인할 수 있다. 명치에 돌이 있는 경우도 위장맥에 보인다.

여성의 자궁 상태는 삼초맥에서 확인할 수 있으며, 자궁이 건조하거나 냉한지 확인할 수 있다. 여성의 경우 무액증, 불감증, 자궁암 등을 알 수 있고, 남성의 경우에는 발기부전, 성욕감퇴, 조루, 고환이 축축한 낭습 등을 알 수 있다.

담낭맥에서는 소화액의 생성과 수면의 건강 상태를 살핀다. 불면증, 역류성 식도염, 십이지장염, 식도염, 담석증, 편두통, 고관절통 등의 질병을 확인할 수 있다. 과민한 사람, 담이 결리는 사람은 담낭맥을 보면 알 수 있다.

방광맥에서는 자세를 체크할 수 있다. 디스크, 골반의 틀어짐, 습요통, 풍요통 등 척추 관련 질환을 알 수 있다. 다리 길이가 다른 것을 장단족이라고 하는데, 이것도 방광맥에 나타난다.

증상보다 원인에 집중하라

한의학에서는 조직의 질병인지, 오장육부의 기능에 밸런스가 깨진 건지, 정신과 마음의 영역에 문제가 있는지, 다친 것이 문제인지 숨어 있는 원인을 찾아서 치료에 들어간다. 맥을 보면서 오장의 병인지 육부의 병인지 살피고, 병인이 육음인지 칠정인지 살피는 것은 기본이다. 병인은 여러 가지가 섞여서 들어오는 경우가 많기 때문에 오장육부의 날씨(풍한서습조화)가 다 다를 수도 있다. 병인에는 직업, 생활방식, 정신 건강도 영향을 끼치기 때문에 그런 것들도 세심히 살펴야 한다.

74세 남성 환자의 맥진 사례가 있다. 단조로운 맥일수록 병증이 간단한데, 이 환자의 맥은 조급하고 지저분한 것이 난리가 났다. 가을의 단풍이 바짝 마른 것처럼 기장부가 안정이 안 돼 있고, 혼비백산한 모양이다. 혈장부 중 특히 육부는 말라 있었다.

환자는 왼쪽 편두통이 두 달 전부터 심했다고 하는데, 병원에서는 검사해도 이상이 없다고 했단다. "저는 괴로워 죽겠는데 병원 가니까 원인을 모르겠대요." 평소에 수전증이 있었는데 10년 전부터 지속됐다고 한다. 방광맥을 보니 디스크, 협착증이 보여서 물어보니 진단받은 적이 있고 시술을 5번이나 했다고 한다. 환자는 "그래도 수술이라고 안 하고 시술이라고 하니까 기분이 좀 나아요"라고 하면서 허리가 안 좋아서 최근에도 주사를 맞았다고 한다.

오장육부를 살펴볼 때 오장은 성정의 문제이고, 육부는 생활방식의 문제다. 사람의 감정은 오장을 보고 판단하는데 직업, 생각 등이 병을 만드는 원인이 된다.

오장에서 폐는 기백, 활력을 나타내며, 비장은 근심걱정, 고뇌를 나타낸다. 비장맥을 보면 과묵한 사람인지 사교적인 사람인지 알 수 있다. 심장맥에서는 기쁨, 슬픔, 속상함, 마음의 상처, 소심함, 안절부절, 가슴에 돌이 박힌 것을 알 수 있다. 간장에서는 욕구불만, 짜증, 우울, 공황장애, 틱, 과대망상, 불안, 신경질적인 상태 등을 알 수 있다. 신장은 침울함, 위축됨, 두려움, 조용함 등을 나타낸다. 심장, 간장의 맥과 맥 사이(환경맥)를 보면 피가 마르는 상태, 무기력함 등을 알 수 있다.

이 환자의 경우에는 육부에 병인이 있었는데, 과식, 대소변, 편히 잠을 못 자는 것 등 섭생이 엉망진창이었다. 오장은 덩어리 장기라

[그림 21] 육부가 심하게 말라버린 환자

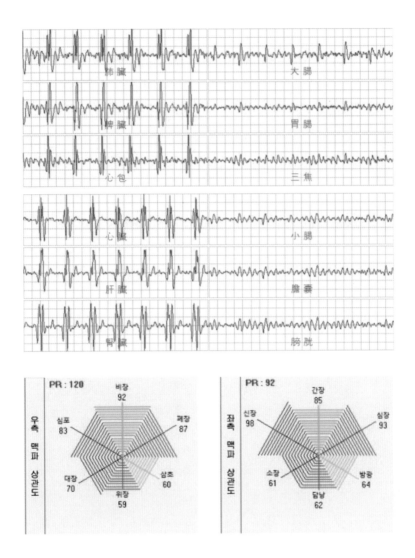

서 유전적인 원인도 작용하며 상대적으로 고치기 힘들다. 또 육부는 하나의 파이프와 같아서 위에서부터 쭉 타고 내려가는 하나의 통로다. 오장이 지방자치제라면 육부는 중앙집권제다. 그래서 육부는 전이의 문제만 없다면 생활습관만 잘 조절해도 쉽게 고칠 수 있다.

이런 경우에는 침을 놓고 약을 지어줘도 환자 본인이 생활습관을 고치겠다는 생각을 하지 않으면 소용이 없다. 오장의 병인지 육부의 병인지 살피는 것은 태생적인 것인지 습관의 문제인지 알기 위한 것도 있다. 습관의 문제라면 의사는 도와주기만 할 뿐이다. 일시적인 치료로 끝나지 않고 뿌리를 뽑기 위해서는 환자의 노력이 더해지지 않으면 안 된다. 그래서 고수들 사이에서는 "병은 의사가 고치는 것이 아니라 환자가 고치는 것이다"라는 말이 통용되는 것이다.

만성적인가,
최근에 발병했는가

"그의 몸은 싸늘하게 식어갔다." 소설이나 드라마에서 죽어감을 묘사할 때 이런 말을 들어봤을 것이다. 사람이 죽어간다는 건 따뜻한 기운이 빠져나가면서 온도가 내려가는 것이다. 맥이 차갑고 굳어갈수록 나쁜 병이 들어가는 것이고, 맥이 크다면 병이 깊지 않거나 생긴 지 얼마 안 된 것이다. 질병의 경중은 에너지가 작을수록 깊어간다. 심각한 상황일 때는 12장부 맥이 거의 죽어 있다. 이때 맥동의 수치가 50 이하로 내려갔다면 위험한 것이다.

맥이 크다는 것은 무르다, 물러빠졌다, 속이 꽉 차지 못하고 수수깡처럼 속이 비었다, 단단하지 못하고 실없다는 개념이다. 평상시의 맥이 대맥인 사람이라면 어질지 못하고 남에게 이용당하기 쉬운 사람이다. 비장에 대맥이 나오면 공부를 못하는 사람이고, 심장에 대맥이 나오면 겁쟁이다.

완맥은 표준 크기로 위아래로 일정하게 뛰는 맥으로, 단정하고 건강한 사람에게 나타난다. 반면에 맥이 작다는 건 춥고 에너지가 줄어드는 것으로 식어가는 것, 굳어가는 것이다. 폐에 단맥이 나타나면 숨이 차다. 폐가 뜨끈하면 부풀겠지만 맥이 작은 건 추운 것이다. 단맥보다 작은 세맥이라면 시리고 얼어붙어 온몸이 얼음장인 상태다. 평상시의 맥이 미맥이라면 단정하지 못하고 대강대강 사는 사람이다. 긍정적이지 못하고 삐딱하고 비웃는 태도일 것이다. 위아래 균일하게 뛰고 있다면 조직의 질병은 아니다.

암 환자의 경우에는 작은 맥이 나타난다. 만약 맥이 꽁꽁 얼어붙었는데 맥동 수치가 50 이하라면 암이 확실하다. 요새는 건강검진으로 조기에 암이 걸러지기 때문에 예전에 비하면 이런 경우는 보기 힘들고, 대부분은 근종, 물혹이다. "맥진으로 암을 알 수 있다면 어마어마한 거 아닙니까?" 하고 질문하는 사람들이 있다. 그런데 한의학은 기능을 관찰하는 학문이고 맥진은 조직을 보는 것이 아니라서 참고로 할 뿐이다. 오랜 세월 나는 많은 환자들의 맥동수와 맥의 크기를 봤던 임상 경험으로 암을 유추하면 그것들이 맞았던 것이지, 확진을 하려면 조직검사를 해야 한다. 특히 초기 암은 나도 놓칠 때가 있고, 모든 암이 맥에 나타나는 건 아니다. 예를 들어 자궁암은 알 수 있는데 유방암은 맥에 안 나타나며, 자궁암, 갑상선암은 수술 후에도 그림자맥이라고 해서 그 흔적이 남는다.

음병인가 양병인가, 구병인가 신병인가

12장부 맥을 볼 때는 음병인지 양병인지를 먼저 살피면 수월하다. 위로 뜨는 부맥은 양맥, 아래로 꺼지는 침맥은 음맥으로 본다. 병인을 살피는 데는 오래된 병인지(久病) 최근에 생긴 병인지(新病) 확인하는 것도 중요하다. 맥파가 클수록 최근의 병이며 맥파가 작을수록 오래된 병이다.

이명으로 이비인후과에 가서 심인성 스트레스 진단을 받았다는 45세의 남성 환자 사례가 있다. 폐와 비장을 제외하면 10개 맥이 모두 밑으로 내려가는 음병이었다. 양병은 최근에 생긴 병이라서 충분히 회복할 수 있는 반면에, 음병은 쌓이고 쌓인 것이라서 치료에 시간이 오래 걸리고 본인도 노력을 해야 한다.

환자에게 직업을 묻고, 나이, 성별을 확인하는 이유는 그것들이 모두 깊은 영향을 주기 때문이다. 여자의 병인으로는 자식, 남편 문제가 많고, 남자의 병인으로는 부도, 소송 등이 흔한 일이다. 게다가 남자는 아내가 아프면 얼굴색까지 달라진다. 이 환자의 경우에는 유통업을 하다가 폐업한 적이 있으며 지금은 과일가게를 운영하고 있다고 했다. 또 심장맥에는 돌이 박혀 있는 것을 보고 질문하니, 45세에 결혼해 쌍둥이 중 한 명이 사망하는 일을 겪었다고 한다. 맥진을 통해 이런 상담을 하게 되면 치료가 훨씬 정확해진다. 치료 후에도 역시 맥파를 살펴봄으로써 얼마나 좋아졌는지 직접 눈으로 확인할 수 있다.

그 외에 환자들도 자신의 건강상태를 체크하기 위해 4가지 정도의 맥은 알아두면 좋다.

삽맥은 물기가 마른 맥으로 맥과 맥 사이의 환경맥이 깨끗하지 않고 찌글찌글 거친 모양으로 나타난다. 건조하고 염증이 있는 맥이다. 만일 대장에 삽맥이 있다면 치질인 경우가 70% 확률이 넘고 장이 건조해 알레르기가 심하다. 궤양 가능성도 있지만 요즘은 내시경을 많이 하니까 한의원에서 갑자기 발견하는 경우는 드물다.

긴맥은 날씬하고 날카로운 파형이 길게 나타나는 맥이다. 풍한(風寒)이 침입한 것으로 두려움, 공포, 빈곤 등을 말해준다. 폐에 긴맥이 있으면 감기이며 어깨와 목 부위에 피로가 심한지 살펴야 한다. 비장에 긴맥이 있는 것은 신경쓰는 일이 있는 것이며, 위장이 긴맥이면 예민하고 성격이 까다로운 사람이다. 심장이 긴맥이면 바짝 긴장하고 있는 것이며, 간장의 긴맥은 신경질적인 것이다. 대장에 긴맥이 나타나면 과민성 대장염일 것이며, 오십견이라면 폐와 대장맥에 긴맥이 나타날 것이다.

촉맥은 본맥의 전후로 이어서 다른 맥파가 발생한 것으로, 동작이 한번 끊어지는 느낌이다. 촉맥이 나타나는 건 기운이 다해서 힘드니까 5분만 쉬자고 소리치는 것이라 생각하면 된다. 촉맥이 나왔다고 해서 모두가 나쁜 맥이라고 할 수는 없다.

대맥(代脈)은 맥파와 맥파 중간에 본맥이 아닌 다른 하나의 가지맥이 있는 것으로 만성질환에 나타난다. 폐에 대맥이 있으면 만성피로이며, 위가 대맥이면 속이 항상 더부룩하다. 담낭이 대맥이면 담즙 울체에 해당한다. 심장이 대맥이면 세상만사가 귀찮고 심신이 피곤한 상태로, 형태적 이상으로 생긴 기질성 질환이 발견될 수 있다. 촉맥보다 증상이 심하다고 생각해야 한다.

영육에 오래된 질병이 있는 사람

오래된 질병은 칠정이 원인이 되어 오장의 병으로 나타나는 경우가 많다. 만약 구병(久病)이 육부에 나타났다면 육체 노동을 오래한 결과 힘들어서 생긴 경우이므로 경제적으로 풍족하지 않은 사람이라고 보면 맞다.

사람이 병이 드는 이유는 게으르거나 의지가 약하거나 먹고사는데 급하기 때문이다. '나는 자연인이다'라는 TV 프로그램을 보면 도시를 피해 산속에 들어가서 살고 있는 사람들이 나오는데, 그들의 특징이 있다. 사회생활에 실패해 큰돈을 날렸거나 사람에게 배신을 당했거나 암에 걸린 경우다. 칠정이 병인으로 몸을 상하게 하면 심장, 간장, 신장이 차례로 뭉치는데, 암이란 뭉친 것이라는 속성이 있다. 자연인들은 사람들이 모여 있는 사회를 벗어나 마음을 다스리고 건강하려는 의지를 실천하고자 자연 속으로 들어간 것이라고 할 수 있다.

1장에서 [그림 6]의 경우 음양으로 말하면 맥의 방향이 음이 많은데, 특히 기장부가 그렇다. 크기로 보면 맥이 작아서 병이 오래된 것을 알 수 있다. 육부에서는 육체를 보고 오장에서는 영혼을 보는데, 이 사람은 육이 추운 사람이다. 원기가 약하고 체질이 약하며 맥이 싸늘하다. 사람의 손발 온도는 위와 대장의 온도라고 할 수 있다. 악수를 하면 미지근한 사람이 있고 열기가 뜨끈뜨끈한 사람이 있고 냉기가 확 도는 사람이 있다. 환자들이 "저는 평상시에 손발이 너무 차요", "배가 얼음장이에요"라고 말하는 경우가 있는데, 위와 대장의 온도가 낮기 때문이다. 맥을 보면 그걸 금방 알 수 있다. 이분은 추위를 많이 느끼는데 마음도 춥다.

간장맥을 보면 화가 쌓여 있다. 얼핏 위아래가 균일해 보이지만 맥이 작아서 얼핏 그렇게 보일 뿐 균일하지 않다. 위쪽으로 한 칸 뛰면 아래쪽으로는 3분의 2칸만 뛴다. 양과 음을 설명할 때는 상대적으로 봐야 한다. 티가 많이 안 나는 것 같지만 맥이 작은 걸 보면 불만이 쌓인 것이다.

언젠가 찜질방에 앉아 있는데 주변에 모여 있던 중년의 여성들이 이야기하고 있는 것이 들렸다. "금상첨화는 돈 잘 벌고 밤일 잘 하고 말 잘 듣는 거지." 우연히 들은 그날의 대화가 여자의 불만을 정리해주었다. 여자가 불만이 쌓이는 경우는 남편이 돈 못 버는 것, 밤일 못하는 것, 속썩이는 것이다. 바람을 피우거나 게을러서 힘들게 하거나 잔소리가 너무 심하다든가 심적으로 괴롭히면 속을 썩는다. 그런 일은 대개 해결되지 않고 쌓이며 오래된 음병이 되고 만다.

맥파에 나타나는
근골격계 질환들

맥진검사는 12개의 청진기를 몸에 대고 12장부를 살피는 것과 같아서 그 사람이 건강한지, 어디에 질병이 있는지 확인할 수 있다. 오장육부의 병인을 확인해 영육에 육음칠정이 있는지 보고 나면, 오장육부의 한열허실(寒熱虛實)을 살펴 근거에 따른 치료를 할 수 있다. 또 질병의 형세가 바뀌어가는 과정, 즉 전변(轉變) 과정까지 예측할 수 있다.

맥진은 환자, 보호자, 한의사가 맥파와 맥동 정보를 같이 보면서 소통할 수 있고, 치료 전과 후를 비교할 수 있다. 병인으로 육음칠정을 살피고 맥파에 나타나는 영육의 상태를 얘기해주면 환자들은 별별 얘기를 다 쏟아내기 시작한다.

맥진을 오래 하다 보면 맥파만 봐도 육체 노동을 하는 사람인지 정신 노동을 하는 사람인지 알 수 있다. 나는 후배 한의사들에게 오랜 시간 맥진 강의를 해왔는데, 사례 발표로 나온 맥파를 보다 보면 키가 큰지 작은지, 말랐는지 뚱뚱한지 얼굴과 체격이 떠올라 환자를 직접 보지 않았어도 어떻게 생겼는지 맞춘다. 맥진으로 질병 여부를 살피려면 심상, 조직의 질병, 오장육부 기능상의 문제, 육음칠정의 병인, 체질, 그리고 구조적 문제(근골격계 질환)를 모두 분석해서 봐야 하기 때문에 터득하게 된 것이다.

12장부의 맥파를 보면 목의 경추부터 허리의 요추까지 척추뼈의 구조적 건강 상태를 확인할 수 있다. 환자들은 팔이 저리면 디스크인지 묻는 경우가 정말 많지만, 대부분은 아니었다. 미국의 엑스레이 장비를 한국형으로 개발한 사람이 있었는데, 그에게 장비를 구매해서 환자들에게 무료로 찍어주면서 일일이 맥진 결과와 대비해서 확인해봤던 결과 확신할 수 있게 되었다. 할머니, 할아버지들은 뼈 모양이 어그러진 경우가 많은데, 맥파를 보면서 뼈의 상태를 짐작하고 일일이 엑스레이를 찍으면서 확인해보았다.

12장부 중 비장(脾臟)은 뇌를 지배하므로 머리 상태를 보는데 사고활동이 활발한지 살필 수도 있지만, 비장맥을 통해 경추성 질환을 확인할 수 있다. 경추 염좌, 목디스크, 항강증 등이 보인다. 위장맥을 통해서는 수족관절 부종을 확인할 수 있다. 어깨에서 팔까지 저리고 아픈 걸 견비통(肩臂痛)이라고 하는데, 대장맥에서는 경락성 견비통을 볼 수 있다. 한편 삼초맥에서도 경락상의 견비통이 보일 때가 있다. 방광맥에서는 척추측만증, 척추분리증, 좌우 골반의 변이, 하지 장단족, 허리 통증, 요추디스크, 좌골신경통 등을 발견할 수 있다. 신장맥에서는 골다공증, 무릎 통증, 수족냉증, 하지무력 등을 본다.

"갱년기라 그런지 무릎 통증이 심해졌어요"

불면증과 무릎 통증이 심하다는 65세의 여성 환자가 있었다. 맥을 보니까 오장육부의 맥이 모두 내려가 있었는데, 이것은 마음이 행복하지 않고 몸은 무겁다는 뜻이다. 잠이 안 오는 가장 근본 원인은 마음이 불편하거나 머릿속이 편치 않거나 속이 불편한 것이다. 이 세 가지 중에서 무엇이 원인인지 알아야 한다.

이 사람은 즐거움이 없고 영육이 무겁고 피곤한데 가슴에 상처가 있다. 심장맥이 뾰족뾰족 찌그러져 있는데 상처받은 것을 의미했다. 담낭맥을 보면 내려와 있는 걸 보니 낙담한 맥이었다. 마음에 깊은 상처가 있는 것이다. 간장맥에도 벌레먹은 것 같은 모양으로 상처가 있고 약간 우는 맥이었다.

"환자분은 잠을 잘 수가 없어요. 마음이 평온하지 않고 상처가 있는데 도대체 무슨 일이 있나요?"라고 내가 말을 꺼냈다. 그랬더니 환자는 그간 남편이 힘들게 했던 이야기를 털어놓았다. 환자들의 사연을 듣고 보면 가정주부는 가장 가까이에서 오랫동안 시간을 보내는 남편, 자식, 친정엄마가 상처의 원인인 경우가 많다. 잠이 안 오는 원인을 마음에서부터 찾아내지 못하면 잠이 오는 약을 먹는다고 해서 해결되지 않는다.

불면증 환자만 사례를 모으면 그 원인은 다양하다. 개개인의 불

[그림 22] 허리와 무릎 통증이 있는 환자

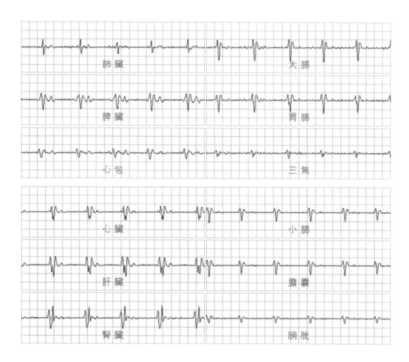

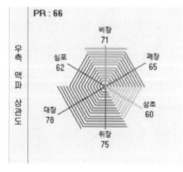

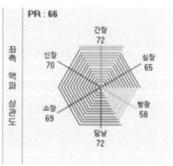

편함과 삶이 다르기 때문이다. 이 환자에게 보이는 간장맥의 상처는 놀라거나 충격받거나 억압받은 것이다. 맥이 내려와 있는 걸 보면 과거에 일이 있었던 것이다. 상처라는 건 오랜 시간에 걸쳐 벌어지는 일이 아니라 한방에 때리는 것처럼 벌어지는 일이다. 생각해보면 며칠에 걸쳐서 상처를 내고 있는 사람은 없다. 또 상처가 있어도 맥이 올라간 것과 내려간 것은 다르다. 맥이 올라간 상처였다면 최근에 누군가에게 속상한 소리를 들은 것이다. 올라간 상처는 양인데 그것이 음으로 변화했다면 오래된 것이다.

음양의 이치에 따르면 남자는 양, 여자는 음이며 양이 음에 들어가면 죽는다. 그래서 나이가 들수록 남자는 여자한테 져야 된다. 하느님이 만들어놓은 이치가 그런 것이고, 그 진리를 모르고 나이 들어서 큰소리치면 마누라한테 밥도 못 얻어먹는 사람이 된다. 그걸 모르는 남자는 철이 덜 든 것이고 모자란 사람이다.

맥을 보면 이 환자는 차분한 사람인데, "남편과 대화가 안 돼요"라고 하소연했다. 간장맥을 보면 상처받고 놀란 맥인데, 남편이 오래 전에 술을 먹고 큰소리를 질렀을 수도 있고, 말로 상처를 줬을 수도 있다. 술만 먹으면 부수거나 때리는 사람도 있는데, 요즘은 극히 드물다. 대부분 말로 상처 주는 사람이 많은데, 말에도 폭력성이 담기며 장기에 직접적 손상을 입히기 때문에 위험한 건 똑같다.

"제가 갱년기라서 불면증이 있는 건가요?"라고 환자는 물었지만 65세이기 때문에 갱년기와는 상관없다. 가끔 "제가 50대에 없던 갱년기가 60대에 왔어요" 하는 환자도 있는데, 그게 아니다. "갱년기가 시작되면서 좌우 무릎 통증이 심해졌어요"라고 환자는 말했지만 원인은 갱년기가 아니다.

이 사람은 육과 영에 습이 많고 무겁다. 마음으로 신나는 게 없는 사람에게 의사가 할 수 있는 역할은 사실 많지 않다. 육이 무거운 것은 운동 부족, 과식, 게으름을 벗어나는 것이 답이다. 환자들은 '돈도 없는데 여기저기가 아프다. 왜 그렇지?'라고 생각하는데, 사실 인간은 육의 문제보다 영의 문제가 훨씬 더 많다. 이걸 알면 열심히 운동하고 밥 적게 먹고 잠을 잘 자기 위한 환경을 만들고 종교 생활을 열심히 하는 것이 더 도움이 된다.

이 환자는 "왼쪽 무릎이 아파요"라고 했는데, 방광맥을 보면 춥기 때문에 당연하다. 방광맥을 살펴보면 골반이 삐뚤어져 있고 만성 요통이 있다. 무릎 통증은 신장맥에 나타난 가지맥을 보면 알 수 있는데, 이 환자는 무릎이 많이 아픈 사람은 아니다. 무릎의 상태는 신장맥이 찌그러졌는지, 무거운지, 따닥따닥 때가 꼈는지에 따라 분석이 달라진다. 만약 류머티스가 오래 되어 관절이 쑤시고 아프다면 맥이 작고 지지직거리는 모양으로 나왔을 것이다.

언젠가 다른 환자가 왔을 때의 일이다. 신장맥이 작고 본맥에 이어서 가지맥이 또렷하게 나타나고 계단식으로 찌그러져 있었다. "무릎이 왜 그렇게 부었어요?"라고 했더니 환자가 깜짝 놀라며 나를 쳐다봤다. '맥에 무릎이 어딨어요?'라는 표정이었다. 긴 바지를 입고 와서 얼굴만 보고 있었는데 그런 말을 들었으니 놀라는 것도 무리가 아니다. 신장맥에 꼬리 달고 있는 게 무릎인데, 맥이 이렇다면 무릎 관절이 땡땡 부어서 온 사람이다. 무릎에서 물을 빼는 치료를 하고 있을 수도 있다. 이렇게 놀란 환자들은 대체로 치료에 잘 따라온다.

　한의학은 인체 관찰이 뛰어나다. 오늘날 현대인들은 서양의학적 사고에 물들어 있다 보니까 무슨 성분이냐, 소염제냐 진통제냐, 이런 식의 질문이 많다. 그러나 관점이 다르기 때문에 한의학적 치료에서 그런 말들은 의미가 없다. 한의학을 제대로 이해하지 못하면 "그 처방이 염증에 잘 들어요?" 같은 질문을 하게 된다. 한의학적으로는 병의 원인을 찾기 위해 인체를 관찰하는 것이 중요하다. 약을 쓸 때도 원인이 바람이냐, 물기냐, 냉기냐 개인에 맞춰서 병인을 없애는 것이 중요하다.

기능적 관점에서 보면
난치병도 고친다

인간의 질병을 자세히 들여다보면 육체가 망가진 것도 많지만, 정신적으로 손상 입은 사람이 그보다 더 많다. 서양의학적 사고에 익숙해진 현대인은 그런 이유로 원인 규명이 안 되는 질병에 많이 노출되고 있다. 그게 CT, MRI를 찍는다고 해서 나올 리는 없다. 서양의학적 사고로 난치병이라고 분리한 것도 다른 관점에서 보면 질병의 원인을 찾을 수 있다. 맥진을 하면 어떤 맥이 나올지라도 이 사람의 감정 상태, 오장육부 환경을 보고 왜 이런 증상이 나타났는지 뿌리를 찾아가 치료로 연결할 수 있다. 그것이 한의학의 특장점이다. 겉에 드러나는 증상을 없애는 것보다 인간을 더 깊이 들여다보고 이해하려고 하는 것이다.

예를 들어 어지럼증이 발생했을 때 이석증이 아니고 청신경에 문제가 없으면 메니에르병이라고 진단하는 경우가 대부분이다. 달팽이관 주변의 림프액이 압력이 높아져서 그렇다고 설명하는데, 압력을 내리는 약을 먹어도 해결되지 않는 경우가 태반이다. 서양의학은 외과 항목에서 눈부시게 발전했지만, 인간을 이해하는 정신적 환경문제는 한의학만큼 정교하지 않다. 특히 고수들은 그 점에 대해 똑같은 말을 한다.

캄보디아에서 맥진을 가르치는 양생대학을 설립하기 위해 얼마 전 방문을 했다. 그곳에서 진단과 치료를 보여주는 시연을 했는데, 캄보디아에서 뇌수술의 일인자라는 의사를 치료했다. 그는 본인이 중풍에 걸려서 한국의 순천향대학병원에서 뇌수술을 받았다. 그런데 수술 후 언어장애, 인지장애 등의 후유증으로 멍한 사람이 되어버렸다. 의사로서 생활하지 못하고 병원에서도 직원 이름만 걸려 있을 뿐 진료를 못하고 있었다. 나와 함께 갔던 한의사 팀이 그에게 침 치료도 하고 교정해주어서 지금은 나아졌고 열심히 진료를 보고 있다. 멍한 눈을 하고 있던 사람이 지금은 멀쩡해져서 얘기만 들은 사람은 거짓말이라고 할 정도다.

한의사는 한의학적 마인드를 가져야 진짜 한의사다. 한의사 입장에서는 특정 질환만 골라서 진료를 본다는 것이 어렵다. 온갖 병을 다 보게 되는데, 이건 꼭 고친다는 보장도 없지만 못 고치는 것도 없다는 뜻이다. 한의학에서도 전문의 제도를 만들면 좋을 텐데, 그건 서양의학 방식을 따라가자는 것이 아니다. 한의학에 맞게 구조과, 기능과, 마음정신과 등으로 나누고 특화된 클리닉으로는 부인과, 내과, 소아과 등이 아닌 병인 중심의 진료과로 나누었어야 하지 않을까 생각한다. 오늘날 한의학에서 명의가 자꾸 사라져가는 이유는 자꾸 서양의학을 따라가기 때문이다. 한의학의 본질을 잃어가고 있는 것이다.

맥진 강의를 할 때도 "메니에르는 이런 병이야" 식으로 설명하는 것은 맞지 않다고 강조한다. "이 사람의 경우에는 여기가 질병을 일으킨 주 범인이다"라고 말할 수 있을 뿐이다. 반지하방에 습기로 인해 벽에 곰팡이가 덕지덕지 붙었다면 어떻게 해야 할까? 반지하방이 우리 몸속이라고 생각하면, 여기서 한의학적 사고와 서양의학적 사고가 갈라진다. 의사라면 벽지를 싹 벗겨버리고 새 벽지를 바르라고 할 것이다. 그러면 제삼자가 왔을 때는 "얼마 전에는 벽지에 곰팡이가 펴서 냄새 나고 엉망이었는데 깨끗해졌네"라고 할 것이다. 반면 한의사는 왜 습기가 끼었는지를 찾을 것이다. 물이 새나? 수맥이 흐르나? 아궁이에 불을 안 땠나? 이런 관점에서 문제의 원인을 찾아내려고 할 것이다. 그 판단에 따라서 아궁이에 불을 지피는 치료를 하거나, 수맥이 무너져 땅속에 물이 흥건하다면 집터를 바꾸라고 조언한다.

베체트씨병의 원인은 딱히 없다

60세 여성이 병원에서 베체트씨병을 진단받고 치료가 되지 않아 한의원에 찾아왔다. 베체트씨병은 일반적으로 입술이나 모든 점막에 문둥병 환자처럼 뭔가 막 돋아나는 수포성 질환이다. 혈관에 염증이 생기는 만성 질환이라고 이야기되지만 그 원인은 딱히 밝혀진 것이 없다.

맥진검사를 해보니 이 사람은 기장부가 많이 말라 있었다. 전반적으로 지저분한 삽기가 많았다. 비장맥을 보면 신경이 굉장히 날카로운 사람이다. 신경을 많이 써서 머리에 쥐가 나고 있는데다가 폐의 산소 부족도 있고, 피부를 지배하는 위와 대장은 말라붙었다. 삼초맥을 보니 자궁도 말라붙었다. 심포맥을 보면 상처가 있는데, 심장맥은 놀란 충격으로 가슴이 쿵 떨어져 있고 가슴에 못이 박혔다.

이럴 때는 환자와 대화를 해봐야 한다. 원인이 딱히 없는 베체트씨병을 한의사들이 볼 때는 병명을 신경쓰지 않고 이 사람 개인에게 보이는 병의 원인을 찾아가면 된다. 이 사람은 간 떨어지고 심장에 가시가 깊숙이 박혀 마음에 깊은 상처가 있는데, 그로 인해 위와 장이 말라붙었다. 치료는 기장부부터 하겠지만 심적 상처에 대해서도 그런 일이 일어난 원인을 놓고 상담을 해야 된다.

이 사람의 수포성 증상은 겉으로 드러난 것이고 뿌리를 찾아들어가니, 평상시에 음식을 제때 안 먹었고 찬 음식을 많이 먹었고 때 맞춰서 안 먹었다. 폭식하거나 생활방식에 문제가 있었고, 신경을 너무 과다하게 써서 피가 마른 상태다. "머리에 피가 마른다"는 표현을 써본 사람이 있을 것이다. 너무나 신경을 많이 쓰는 일이 있을 때 나올 수 있는 표현인데, 예를 들어 암호화폐 코인에 몇십억 원을 투자했다가 돈을 날렸다면 그런 말이 나올 수 있다. 이 환자 역시 정신적인 충격, 데미지를 받은 것이 숨겨진 원인이다.

난치병 치료는 1회성으로 치료가 끝나지 않는다. 만약 그렇다면

[그림 23] 베체트씨병 환자 사례

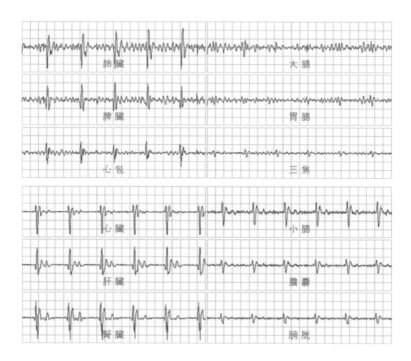

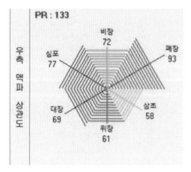

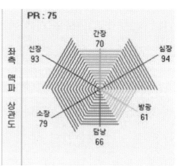

난치병이 아닐 것이다. 난치병은 이미 오장육부가 난리가 난 상황이다. 문제가 쌓이고 쌓인 결과이기 때문에 치료하면서 중간중간 맥진 검사를 다시 하면서 치료 과정을 확인해야 한다.

맥을 보면 이 환자의 경우는 육부병이라서 섭생을 관리해주면 병은 차도를 보일 것이다. 그러나 근원 치료를 하자면 심장맥의 낙심을 해결해야 하는데, 이 부분은 환자에게 뭘 도움을 줄까 생각하며 상담을 실제로 많이 한다. 나도 나이가 60이 넘었으니까 이런 일 저런 일을 겪어봤고 내 주위에 이런 사람이 많다는 이야기, 인생을 바라보는 이야기를 하게 된다. 몸에서 벌어진 일을 이해하기 위해서다. "나보다 더 힘든 사람도 있다는 거 알고 용기내세요"라는 말도 자주 하고 종교를 권하기도 한다. 가슴에 못 박힌 걸 약이 빼내는 데에는 한계가 있다. 의사가 어떤 마인드로 환자를 대하는지에 따라 대화는 달라질 것이다.

환자와 상담을 하고 나면 맥을 보고 침 치료와 한약 처방을 한다. 추나로 교정도 하고 뇌파 치료를 해야 할 수도 있다. 삽기는 자동차로 말하면 때가 낀 것이라 벗겨내고 청소해야 한다. 치료하면서 맥의 변화를 보면 혈색이 돌아오고 맑아진다. 얼굴은 붉어지고 피부가 보송보송해져서 육체의 문제는 해결이 된다. 다만 낙심맥은 쉽게 돌아오지 않을 수 있기 때문에 상담을 하는 것이다. 이명 환자에게 내가 자주 하는 말이 "약으로 육은 개선이 되고 있으니 용기 내라. 당신의 병은 못 고치는 병이 아니다"라는 것이다.

병명을 몰라도 쇼그렌증후군을 짚어내다

환자가 병원에 가면 질병군별로 전문의를 찾는다. 그런데 한의원에 갈 때는 용한 사람을 찾는다. 어떤 질병이라도 병인을 보기 때문에 용한 사람이라면 중증이 아닌 이상 고칠 수 있다. 마치 용한 점쟁이를 찾는 것 같아서 한의원에는 소개로 오는 사람이 많다.

원광대학한방병원에 맥진기를 설치하러 갔다가 그곳에 입원해 있는 환자들 50여 명의 맥진검사를 해준 적이 있다. 아침 10시부터 오후 8시까지 환자를 봤는데, 어느 환자가 "저를 처음 보시는데 어떻게 살아온 제 과거를 다 아세요?" 하고 말했다. "맥을 보고 보이는 대로 이야기한 겁니다" 했더니, 옆에 있던 병원장 선배가 "황원장, 이 사람 쇼그렌증후군이야"라고 말했다. 나는 그때 처음 들어보는 병명이라 "쇼그렌증후군이 뭐예요?" 하고 물었다. 그곳 병원에는 몇 명 입원해 있는데 몸의 모든 물기가 말라가는 병이란다. 눈물, 콧물, 정액, 땀이 다 말라서 사막화돼가는 병이라고 했다. "그런 병도 있습니까?" 했더니 "지금 황원장이 설명한 것이 쇼그렌증후군이야"라고 했다. 나는 그때 처음으로 '이런 걸 양방에서 쇼그렌증후군이라고 부르는구나' 하고 알게 됐다.

내가 진료한 45세 여성 환자의 사례가 있다. 맥진 결과를 보면 특히 혈장부가 말라붙었다. 물기가 말라붙는 쇼그렌증후군이라고 진단받고 온 것인데, 우리 몸에서 물을 관장하는 신장은 물론 간장, 심장의 맥도 역시 모두 물기가 말라가고 있었다. 심장, 간장의 맥을 보면 큼지막한데, 배짱이 없고 겁도 많은 사람일 것이다. 가슴 졸이고

[그림 24] 쇼그렌증후군 환자 사례

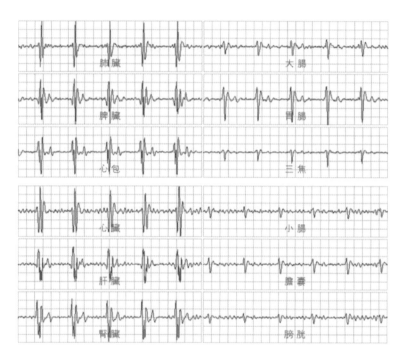

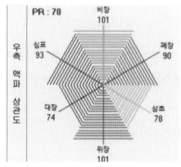

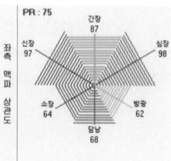

간 졸이고 속을 툭툭 털어내지 못하고 되새기고 되새기고 끙끙 앓으니까 맥이 긴장되고 수축되고 오그라드는 것이다.

맥을 보니 마음이 너무 착해서 남한테 화도 잘 내지 못한다. 겁이 많아 늘 가슴을 졸이니까 풀어내지 못해서 물에 관련된 장기들이 모두 말라들어가서 그런 질병이 온 것으로 보인다. 그러면 심장, 간장을 강하게 만드는 약을 처방해야 한다. 약을 먹는다고 간이 커지는 것은 아니지만 맥이 정상맥에 가까워지도록 줄이는 정도는 할 수 있다.

병인을 알면 치료를 할 때 무슨 병인지는 상관이 없다. 맥진 강의를 할 때마다 강조하는 것이 병명에 집착하면 치료에 답이 안 보인다는 것이다. 이 사람의 경우에는 치료가 어렵지 않다. 혈장부에 나타나는 삽기를 없애주고 커다란 심장맥, 간장맥을 단단하게 다져주는 약으로 보혈제를 쓸 수 있다. 이 경우에는 사물탕 위주로 이진탕 계통의 약을 쓰면 될 것이다.

그렇다고 모든 쇼그렌증후군 환자에게 같은 처방을 하면 된다는 뜻은 아니다. 이 사람의 경우에는 병증이 무겁지 않으니 어렵지 않다는 것이다. 악성 환자의 경우에는 그 사람만의 환경을 봐야 한다. 오래된 만성 질환이나 악성 질환이면 치료 기간도 다를 것이다.

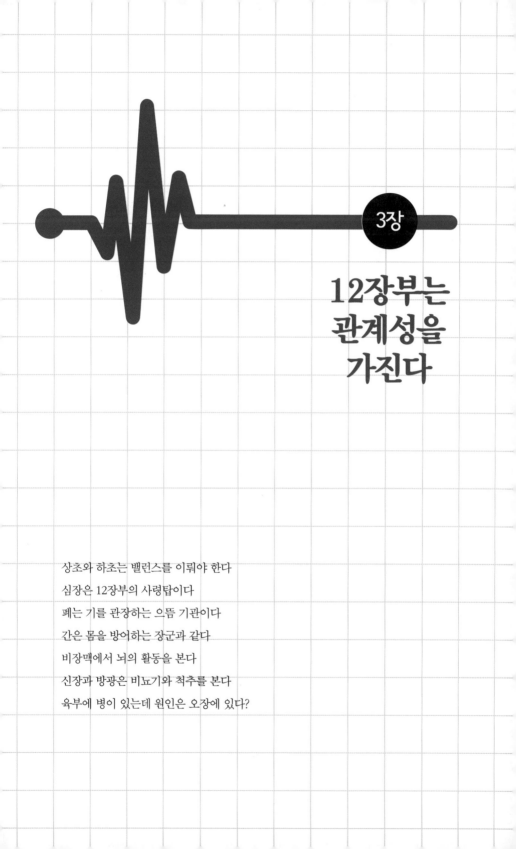

3장

12장부는
관계성을
가진다

상초와 하초는 밸런스를 이뤄야 한다
심장은 12장부의 사령탑이다
폐는 기를 관장하는 으뜸 기관이다
간은 몸을 방어하는 장군과 같다
비장맥에서 뇌의 활동을 본다
신장과 방광은 비뇨기와 척추를 본다
육부에 병이 있는데 원인은 오장에 있다?

상초와 하초는
밸런스를 이뤄야 한다

우리 몸은 각각의 역할을 하는 개별 기관들의 합이 아니라 서로 연관성을 가지고 영향을 주고받는 하나의 거대한 시스템으로 이뤄져 있다. 이것을 한의학에서는 경락(經絡)으로 설명할 수 있다. 경락이란 경맥(經脈)과 락맥(絡脈)을 합해서 통칭하는 말이다. 경맥이 큰 줄기라면 락맥은 경맥에서 갈라져나와 마치 모세혈관처럼 온몸의 각 부위에 퍼져나간 가느다란 맥이다.

인체의 모든 경맥들 중에 가장 기본이 되는 것을 12경맥이라고 한다. 가장 기본적인 것이라서 다른 경맥들과 구분하기 위해 12정경(正經)이라고 부르기도 하는데, 인체를 종단하면서 체내에서 기혈을 순환시키는 주요한 통로이다. 12경맥이 지나가는 경로에는 기혈이 모이는 365개의 경혈이 있는데, 침뜸을 놓는 혈자리가 바로 여기다.

경맥들은 자체 순행 부위가 있고 일정한 장부 기관들과 연계되어 있다. 이 경맥을 통해 에너지가 해당 장부와 기관들에 가서 정상적인 기능을 유지하게 하며, 온몸에 기혈을 공급하여 하나의 통일체로 연결시켜 주는 역할을 한다. 경락에 이상이 생기면 병이 생기는데 병적 인자의 통로가 되어 증상이 생기기도 한다. 이때 경락에 있는 혈자리를 자극해 치료한다.

한의학에서는 기혈이 통하면 통증이 없고 기혈이 통하지 않으면 통증이 생긴다고 본다. 특정 부위의 병은 기본적으로 기혈 순환에 문제가 생긴 것이라고 보는 것이다. 따라서 아픈 부위의 직접적인 침 치료뿐 아니라 경락에 위치한 혈자리에 침을 놓아도 문제가 있는 부위의 기운을 소통시킬 수 있다. 경락은 서로 이어져 순행하고 있고 각각의 장부들은 서로 연계되어 역할을 하기 때문에 침 치료를 통해 그러한 장부의 기능을 조절해주거나 병인을 해소해주는 것이 가능하다. 타고난 장부의 강약을 침으로 조절한다든지 병인에 따라 어혈이나 담음을 치료하거나 오장육부의 허실, 한열을 조절하는 것도 가능하다. 자율신경계 조절, 면역 기능 강화, 항염증, 내분비 조절 등 인체의 불균형을 해소하는 것이 한의학에서의 치료 과정이다.

예를 들어 두통이 나타나는 것은 수없이 많은 원인이 있다. 이처럼 몸에 어떤 증상이 나타나는 것은 한 가지 루트만 가지고 있지 않다. 예를 들면 족저근막염은 진짜 족저근막의 문제가 아닌 경우가 많다. 그래서 하나의 질병을 하나의 프로세스로만 치료하는 서양의학적 사고로는 고치지 못하는 기능적 질병들이 많이 있다. 메니에르, 루푸스 등 치료가 잘 되지 않는 병이 병원의 대증 요법으로는 나아지지 않는 것은 병명은 하나지만 하나의 원인에서 비롯된 것이 아니기 때문이다. 사람마다 각자 다른 원인에서 발생한 질병이 같은 이름으로 불리고 있는 것이라고 해야 맞을 것이다.

맥진검사에서 부정맥은 기본적으로 심포맥을 보고 알 수 있지만, 그 형태는 12장부에 다양한 형태로 나타난다. 고혈압은 심포맥을 보고 알 수 있지만, 신장맥을 보고도 알 수 있다. 귀의 폐색감은 폐장맥을 보고도 신장맥을 보고도 알 수 있다. 어지럼증은 비장맥을 보고 알 수 있지만 소장맥을 보고도 알 수 있다. 만성피로는 심장맥, 간장맥, 신장맥에서 확인할 수 있다. 불면증은 간장맥, 담낭맥에서 확인할 수 있다. 병인이 같지만 증상은 다를 수도 있고, 병인이 다르지만 증상이 같을 수도 있다. 따라서 한의학적 치료는 병명보다 병인을 찾아 그걸 없앰으로써 치료에 집중하는 것이다.

심장과 신장은 서로 통해야 한다

우리 몸속 장기는 한의학적으로 위치상 분류하면 상초(上焦), 중초(中焦), 하초(下焦)로 나눌 수 있다. 상초는 인체의 상부를 말하며, 목구멍에서 횡격막 또는 위의 가슴부위까지를 가리킨다. 심장, 폐, 심포가 속해 있다. 중초는 횡격막에서 배꼽 부위까지로 윗배에 해당한다. 비위(脾胃)의 기능과 밀접하게 연관되어 있는데, 중초의 기능에 장애가 생기면 소화장애, 영양장애 등의 증상이 나타난다. 하초는 배꼽 아래 부위에 해당하며 신장, 소장, 대장, 방광 등의 기능과 밀접한 연관이 있다. 대사 과정에서 생긴 쓸모없는 물질을 대소변을 통해 내보내는 기능을 하므로, 하초의 기능에 장애가 생기면 설사, 배뇨장애 증상들이 나타난다.

우리 몸은 심장을 중심으로 하는 상초와 신장을 중심으로 하는 하초의 상호 작용이 밸런스를 이룰 때 건강한 상태를 유지한다. 신장에는 수(水)의 기운, 심장에는 화(火)의 기운이 있어서 원활하게 순환되어야 한다. 이 밸런스가 깨지면 질병이 온다. 이때 질병의 원인이 같아도 겉으로 드러나는 증상은 다를 수 있는데, 사람마다 취약한 점을 파고들어 질병이 나타나기 때문이다.

상초의 심장과 하초의 신장이 서로 통하는 상태를 심신상교(心腎相交)라 하며, 그렇지 못한 상태를 심신불교(心腎不交)라 한다. 이것이 해소되어 상초와 하초가 밸런스를 이루려면 중초에서 소통을 잘 해야 한다. 중초가 약해져 있으면 치료는 잘 되지 않는다. 그래서 상초의 병이든 하초의 병이든 소화흡수가 잘 되도록 중초를 먼저 치료하는 경우가 많다. "병을 치료하기 전에 소화기가 나쁜 경우는 소화기부터 치료하라"는 말은 한의학에서 널리 쓰인다. 소화 기능이 좋지 못하면 먹어서 생기는 기운인 수곡지기(水穀之氣)를 제대로 만들어내지 못하고, 치료에 필요한 약도 환자가 온전히 흡수할 수 없기 때문이다.

수(水)에 속한 신장의 기운과 화(火)에 속한 심장의 기운이 순환을 통해 생리적인 균형을 유지하지 못하면 머리가 뜨겁고 발은 차가워지는 상열하한(上熱下寒) 상태가 된다. 건강하고 균형 잡힌 몸 상태를 유지하기 위해서는 머리는 시원하게, 발은 따뜻하게 해야 한다. 두한족열(頭寒足熱)이라는 말이 여기서 나왔는데, 물의 기운은 위로 불의 기운은 아래로 내리는 수승화강(水昇火降)의 원리를 제대로 설명한 말이다. 그래서 한의학적 치료는 '상초는 시원하게, 중초는 통하게, 하초는 따뜻하게'를 기본으로 강조한다. 상초와 하초를 이어주기 위해 중초의 소통은 그만큼 중요하다.

심신상교라는 말은 심장과 신장의 두 장기가 밀접한 생리적 관계를 가지고 있다는 것을 나타낸다. 정상적으로 생리적 기능을 유지하기 위해 두 장기는 서로 돕기도 하고 제약하기도 한다. 심장은 양(陽)에 속하며 신장은 음(陰)에 속한다. 서로 지나치게 성하는 것을 억제하며, 서로 부족한 걸 보충하여 도와주기 때문에 생리적 균형이 유지되는 것이다. 심신불교 상태가 되면 가슴이 답답하고 두근거리며 건망증, 불면증이 생기기도 하고, 몸이 수척해지는 허로(虛勞), 무의식중에 정액이 몸밖으로 나와버리는 유정(遺精) 등이 생긴다.

12장부의 표리 관계

맥진검사를 하면 질병의 경중은 물론이고 전변(傳變) 과정까지 파악이 가능하다. 전변 과정은 병증이 한 단계에서 다른 단계로 옮겨가는 과정을 말한다. 한의학적으로 상통지관(相通之官) 표리장부(表裏臟腑)의 관점으로 오장육부의 맥을 보면 한 곳에 병이 들었을 때 그 다음에 병이 어디로 옮겨갈지 알 수 있다. 맥파를 보면서 환자와 이야기하다 보면 "선생님 이거 지금 치료해야 됩니까? 놔두면 어떻게 됩니까?"라고 궁금해하기도 한다. 이때 병이 가벼운지 중한지 설명하고 놔두면 다음으로 차례차례 병이 드는 곳을 보이는 대로 이야기하면서, 지금 고칠지 중한 병이 됐을 때 손을 댈지 의논할 수 있다.

전변 과정은 고전에도 이미 순서가 언급돼 있다. 예를 들어 암이 어디에서 처음 생겼는지에 따라 어디로 전이될지 순서대로 알 수 있다. 나는 그것을 맥을 보며 설명할 뿐이다. 서양의학에서도 지금은 통계가 쌓인 덕분에 암의 진행 방향을 예측할 수 있다. 그런데 한의학적 관점에서 보면 훨씬 많은 질병과 증상들이 예측할 수 있는 방향으로 이어지는 걸 알 수 있다.

맥진을 하면 장부의 병뿐 아니라 경락의 병을 알 수 있다. 경락은 오장육부의 에너지가 반사되는 곳이다. 치료할 때 경락을 모르면 진단할 때 맥을 모르는 것과 같다. 예를 들어 대장은 인체의 아래쪽에 있지만 그 파장은 팔로 오며 넓게는 이빨까지도 올 수 있다. 대장 기능에 문제가 생겨서 이빨이 빠졌던 환자를 실제로 임상에서 본 적이 있다. 어깨가 아프고 팔이 잘 붓고 손가락이 뻣뻣한 증상들을 보고 대장과 연결되는 경락에 생긴 병이라고 말한다.

12경맥 중 수양명대장경(手陽明大腸經)의 설명을 들으면 이해가 갈 것이다. 수양명대장경은 검지손가락 끝에서 시작해 엄지와 검지 사이의 합곡혈을 지나 팔의 바깥쪽을 따라 팔꿈치 바깥쪽으로 갔다 다시 앞쪽을 따라 흐르며 어깨로 올라가 어깨뼈 앞쪽으로 이른 다음 등 뒤의 견갑골 상단을 지나 다시 올라가 대추혈(제7경추와 제1흉추 돌기 사이)에서 교차하여 다시 앞으로 나와 쇄골로 들어간다. 여기에서 계속 하행하여 폐에 닿고 횡격막을 통과해 대장에 연결된다. 그리고 쇄골에서 갈라져나온 줄기 하나는 목을 지나서 아랫니 속으로 들어갔다가 입술을 돌아 나와 인중을 지나 코 옆부위로 올라간다. 이 부분은 또 족양명위경(足陽明胃經)으로 연결되기 때문에 대장, 폐, 위장이 연관성을 가지게 되는 것이다.

한의학은 기준이 한 가지로만 정해져 있는 것이 아니라서 정량화, 정형화하기에 힘들다. 특정 분야의 학회에서 정한 매뉴얼만 익히면 되는 것이 아니라 공부하다 보면 연구해야 할 범위가 끝도 없다. 고수와 하수의 차이는 의사들에게도 있지만, 한의사는 그 실력 편차가 더 심하다. 만약 한의사가 환자의 증상에 대해 어느 장기의 문제인지, 습기가 많아서 생긴 병인지, 건조해서 생긴 병인지, 추워서 생긴 병인지 그 병인을 찾고 그에 따라서 다르게 치료하는 침법을 모두 잘 파악하고 있다면 그는 고수다. 침 한 방으로 그 자리에서 바로 증상이 사라지는 경우도 많다.

맥진기 같은 한의학적 진단기가 있으면 '아프다', '병이 나았다'는 기준을 잡을 수 있다. 맥진기로 맥파를 보며 이야기하면 환자가 거짓말을 해도 바로 알 수 있다. 언젠가 이명 환자가 와서 말했다. "선생님께 침 맞고 한약 먹었는데 더 나빠졌습니다." 한 달 만에 내원한 환자가 그렇게 말하길래 "그래요? 맥을 한번 봅시다" 하고 맥진검사를 했다. 내가 "좋아졌는데 왜 거짓말해요?" 했더니 환자의 눈이 동그래지면서 "제가 나빠졌다는데 무슨 근거로 이야기하세요?"라고 따졌다. 나는 첫 번째 왔을 때의 맥과 한 달 후의 맥을 비교해주면서 확연히 정상으로 돌아왔음을 설명했다. "의학적 설명은 빼고도 알 수 있습니다. 맥이 지저분한 모양이었는데 깔끔하고 깨끗해졌는지 보세요"했더니 "제가 보기에도 다른 게 분명해 보이네요"했다. 왜 거짓말을 했냐고 했더니, 자신은 괴로워 죽겠는데 환자가 너무 많아서 신경을 안 써주는 것 같아서 그랬단다. 이런 상황에서 맥파를 보여주며 얘기할 수 없다면 한의사는 복용법은 제대로 지켰는지 이것저것 엉뚱한 걸 묻기 바쁠 것이다. 이럴 때 "중국 약재 쓴 거 아니냐"고 따지는 환자도 있다.

심장은 12장부의
사령탑이다

심장은 멈추지 않고 죽을 때까지 뛰는 기관으로 멈추고 싶다고 해서 멈출 수 있는 것이 아니다. 오행 중에서는 화(火)에 해당하며 우리 몸에서 가장 강력한 양기를 뿜어내는 곳이다. 심장은 군주지관(君主之官)이라고 해서 12장부 중에 왕이라고 일컫는다. 통솔자, 지휘자이기 때문에 심장맥을 살피는 것은 무엇보다 중요하다. 심장은 혈맥을 주관하기 때문에 수족마비, 허혈성 질환, 혈액의 순환장애, 뇌출혈 등을 볼 수 있다.

한의학에서 생명의 기본 단위는 정기신(精氣神)인데, 그중 신(神)은 정신의식과 사유활동을 표현하는 말로 신은 심장에 속한다. 심장에서는 정신의식 활동을 주관하기 때문에, 심장맥에서는 심리적인 문제들을 볼 수 있다. 스트레스, 화병, 근심걱정, 노심초사, 불안초조, 가슴이 울렁거리고 불안함, 놀라서 가슴이 두근거림, 불면증 등이다.

심장과 폐, 심장과 소장, 심장과 신장, 심장과 심포, 심장과 위장, 심장과 담낭은 밀접하게 연관되어 있으며 대체로 맥도 유사하다. 혈액의 상태가 어떤지, 콜레스테롤 수치가 높은지는 심장맥을 보면 알수 있다. 한의학적으로는 심화(心火), 심허(心虛), 심실(心實) 등을 본다. 심장의 기질적 손상은 심장맥과 심포맥을 같이 본다. 심포는 심장하고만 연관되어 있다고 봐도 무방하다.

심장맥에는 거의 모든 종류의 맥이 다양하게 나온다. 심장맥에 부맥이 나오면 전형적인 화병(火病)으로 스트레스가 많다는 뜻이다. 흔히 말하는 "열 받았다"는 표현에 맞는 맥이다. 심장에 부맥이 나오면서 위장맥도 좋지 않다면 신경성 위염으로 볼 수 있다. 신경을 많이 쓰면 뼈도 튼튼하지 못하므로 그 부분도 함께 살피는 것이 좋다.

평상시 심장맥이 침맥이라면 조용한 사람일 텐데, 12장부 전체의 맥락을 읽으면 가슴에 못이 박힌 사람인지 알 수 있다. 가슴이 답답하고 항시 불안하고 손발에 힘이 없다는 사람이 많다. 마음이 무거우면 자연히 몸도 무거울 것이다. 한의학에 정충(怔忡)이라는 증상이 있는데, 심한 정신적 자극을 받거나 심장이 허할 때 가슴이 울렁거리고 불안한 증상을 말한다. 그런 증상이라면 심장맥이 침맥으로 나올 것이다.

심장맥이 지맥(느린 맥)이거나 삭맥(빠른 맥)인 것은 양방적으로 보면 큰 질병은 아니다. 다만 지맥이면 알레르기성, 삭맥이면 신경성을 의심할 수 있다. 심장맥이 지맥이라면 나른하고 힘이 없고 핏기가 없어 보일 것이다. 겁이 많고 기백이 없는 사람이며, 한의학적으로는 상초에 추운 기운이 들어온 것이고 혈허(血虛)다.

심장맥이 삭맥이라면 최근에 생긴 병이며 병은 깊지 않지만 애를 태우고 마음을 졸였다는 뜻이다. 환자의 사연을 들어보면 부도가 났다는 사람도 있다. 비장맥과 함께 보면 두통의 정도를 알 수 있으며 가슴이 답답하고 사지가 피곤하고 아프다는 사람도 있다. 삭맥보다 좀 더 깊은 노심초사가 있는 경우에는 현맥이 나타나며, 마음이 아프고 손발이 저리다.

심장맥이 긴맥이라면 신경이 폭발했다는 뜻이다. 긴맥이 침맥 형태로 나타난다면 화를 참고 있다는 것이고, 긴맥이 부맥으로 나타난다면 화를 참지 않고 푸는 사람일 것이다.

한편 심장맥이 대맥(大脈)인 경우는 겁쟁이, 토끼심장이라고 표현한다. 놀란 것처럼 가슴이 두근거리는 증상을 한의학에서 경계(驚悸)라고 하는데, 혈허에 해당할 것이다. 심장맥이 대(大)맥이라면 소장맥도 대(大)맥이나 부맥이 나오는 경우가 많다.

심장맥이 촉맥인 경우는 기허(氣虛) 상태로 피가 힘차게 흐르지 못하는 것이다. 신경 쓰고 피곤하고 힘이 없는 상태다. 입이 자주 마르기도 하는데, 양방적으로는 치료가 없지만 한방적으로 심기(心氣)를 강하게 하는 치료를 할 수 있다.

적극적인 치료가 필요한 심장맥

심장맥에서 활맥, 삽맥, 대(代)맥, 결맥이 나왔다면 심각하게 생각해야 한다. 반드시 청진과 초음파 진단을 해야 한다.

심장맥에 활맥이 나오면 심포맥과 반드시 비교해서 봐야 한다. 심장이 껄끄러운 맥으로 온몸이 무겁고 나른하다. 불안초조한 증상이 있을 수 있고 80~90%는 심장의 기질적 장애가 있다. 활맥이 나오면 반드시 청진을 해봐야 한다.

심장맥이 삽맥이라면 정도에 따라 관상동맥경화증, 협심증, 심근경색, 심부전 등으로 판별한다. 피가 정체되어 나타나는 증상으로 호흡이 답답하다. 조금이라도 삽기가 있다면 손발이 저리다. 피부가 따갑다는 사람도 있는데, 중풍인 경우 뇌혈전보다는 뇌출혈인 경우가 많다.

심포맥이 촉맥, 활맥일 때는 기질성 질환이 많이 발견된다. 심장판막증, 협심증, 심근증, 선천성 심질환 등이다. 심포맥이 촉맥, 활맥일 때 양방에서는 수술할 정도가 아니라고 진단받는 경우도 많지만, 환자는 세상만사가 귀찮고 심신이 피곤한 상태다. 심포맥이 촉맥, 결맥일 때는 거의 대부분 판막증이다.

심장과 심포는 함께 봐야 하는데, 맥진에서 심포맥은 심장의 펌핑기능을 보는 것이다. 서양의학에서 말하는 심전도, 판막, 심비대 등의 구조적 이상을 심포맥에서 볼 수 있다. 심포맥이 부맥이면 불안초조한데, 심장맥도 부맥이 나올 가능성이 많다. 심포맥이 침맥이거나 지맥이어도 불안 초조하다. 침맥이라면 손발이 차고 힘이 없으며, 삭맥이면 얼굴이 화끈거린다.

심포맥이 현맥이면 숨이 차고, 긴맥이면 불안, 정충, 경계의 증상이 있다. 심포맥이 크기가 약하게 나올 때는 심장 기능이 많이 약화

되고 피가 줄어든 상태다.

심포맥에서도 심각하게 봐야 하는 경우는 활맥, 삽맥, 촉맥, 대(代)맥, 결맥이 나타나는 경우다. 심포맥이 활맥이면 심장판막증이며 심장맥에도 활맥, 삽맥, 대(代)맥, 삭맥이 나올 수 있다. 심포맥이 삽맥일 때는 심경색, 동맥경화증이며, 결맥일 때는 판막증, 심근경색이다. 촉맥이 심포맥에만 나타났다면 협심증이며, 심포맥이 대(代)맥일 때는 일시적인 신경장애일 수도 있기 때문에 심장맥과 비교해서 살펴봐야 한다.

심장과 소장은 표리 관계다

심장과 소장은 표리(表裏) 관계라서 함께 살펴본다. 심장에 병이 생기면 소장도 영향을 받아 아랫배가 아프고 소변 배출까지 문제가 생길 수 있다. 소장에 지나친 열이 생기면 심장은 답답해지며 입이 헐고 혀가 붉어지는 증상이 나타난다. 더불어 심장의 심리 상태가 미치는 영향을 봐야 한다.

소장과 대장은 영양 상태, 흡수 기능을 보며 소장과 비장은 정신 신경 상태를 본다. 대장과 간을 함께 볼 때는 대장이 간에 보내는 영양 상태, 정신 건강, 에너지의 흐름 공급을 본다. 소장은 고무줄을 연상하면서 봐야 하는데 그 끝은 목이다. 따라서 소장에서 인후, 갑상선, 편도를 본다.

고전에서는 소장을 수성지관(受盛之官)이라고 하는데, 위장에서 삭힌 음식물을 받아서 영양은 분배하고 찌꺼기는 배출한다. 이것을 '청탁(淸濁)을 구별한다'고 표현한다. 정미(精微)한 것은 소장에서 흡수해 비장에 의해 온몸에 전달되고 조박한 것 중에 쓰레기는 대장으로, 수분은 방광으로 들어가 배출된다고 하였다.

맥을 볼 때는 나이와 성별을 감안해서 분석하는데, 소장맥이 부맥이라면 나이 관계 없이 매핵기(梅核氣) 증상이 있다. 매핵은 한자를 보면 매화씨를 의미하는데 헛기침을 하고 물을 마셔도 목에 뭐가 걸린 듯한 이물감이 느껴지는 불편한 증상을 말한다. 소장맥이 대(大)맥, 촉맥, 활맥이면 갑상선 기능이 떨어져 쉽게 피곤하고, 머리가 자주 아프고 무겁고 맑지 않은 상태다. 목이 잘 쉬는 증상도 있다.

소장이 침맥일 때는 용기가 없다고 해석한다. 배에 살이 많고 힘이 없으며 배가 가득 차 있거나 사르르 자주 아프다. 수족이 냉하고 허리에 힘이 없다. 기억력이 좋지 않은 증상도 있으며, 대장맥도 침맥이 나올 가능성이 크다. 방광맥도 필시 좋지 않아 부맥이나 긴맥이 나온다.

소장이 현맥일 때는 배가 꾸르륵거리고 장이 허한 상태다. 긴맥일 때 목에 이상이 있으면 잘 쉰다. 머리에도 이상이 있거나 머리를 많이 쓴 사람일 수 있다. 청량음료를 즐기거나 커피를 많이 마시는 사람, 양약을 장기 복용하는 사람도 긴맥이 나온다.

소장이 지맥일 때는 핏기가 없고 먹어도 살이 안 찐다. 배가 아프고 빈혈이 있다. 어린이의 경우에는 밥을 잘 안 먹는 아이다. 지맥이 나왔다면 기름진 음식을 피해야 하는데, 갑상선 결절, 편도선염을 확인해야 한다. 어느 장부든 지맥, 대(大)맥, 대(代)맥, 삽맥이 나온다면 녹용을 쓰면 매우 회복이 빠르다. 반면 삭맥일 때는 배가 자주 아프고 쉽게 배가 고플 것이다. 맥과 맥 간격은 정상인데 맥이 뛰는 회수가 잦은 삭맥 모양일 때는 열(熱)증이다.

소장이 대(大)맥이라면 배짱이 없는 사람으로 겁이 많다. 쉽게 배가 고프고 변비를 쉽게 일으키며 기억력이 떨어진다. 무력성 변비가 있을 수 있는데, 그렇다고 변비약을 사용하면 안 된다. 단전호흡 등 코어근육을 단련시키는 운동을 권해야 한다.

소장맥이 촉맥이라면 장이 허약해서 배가 아픈 것이다. 고생한 사람, 자취하는 사람, 폭식하는 사람에게서 나온다. 삽맥일 때는 장이 말랐으므로 자주 배가 아프고 장 경련이 있다. 거의 대부분은 치질이 있고 장의 점액이 마른 상태다.

소장맥이 활맥일 때는 가장 먼저 갑상선 종대(커진 상태), 염증, 암을 의심해볼 수 있다. 머리 기능이 떨어지고 쉽게 피곤하고 불안하다. 소장맥이 결맥이라면 갑상선암, 후두암이 의심되니 검사를 의뢰해야 한다.

"소장맥을 보니 갑상선 이상이네요"

이명 때문에 내원했던 55세의 여성 환자가 있었다. "저는 신경이 굉장히 예민한데 50대 초반에 갱년기 증상이 왔어요"라고 말했다. 대체로 환자들은 가장 불편한 것만 말을 한다. 맥을 보고 상담을 하다 보면 숨어 있는 증상이 있는 걸 그제야 깨닫고 이야기를 털어놓기 시작한다. 이명을 악화시키는 요인은 불면, 신경과민, 갑상선기능장애 등이 있는데, 이 환자는 들어오는 순간 얼굴을 보니 신경이 예민한 게 한눈에 보였다. 신경이 예민한 것은 비장(머리), 심장(마음), 간장에서 나타난다. '애간장이 탄다', '애간장이 끓는다', '애간장이 녹는다' 같은 말에도 있듯이 안타깝고 초조하고 걱정되는 마음은 간장을 상하게 한다.

비장맥을 보니 머리는 치솟고 찌글찌글하다. 어깨와 목이 잔뜩 굳은 사람이고 신경이 날카롭다는 뜻이다. 머리에 스트레스 받는 것이 있고 비염이 보인다. 심장맥을 보니 가슴에 상처가 있고 긴장돼 있다. 간장맥은 밑으로 처진 걸 보니 마음이 무겁고 간담이 내려앉아 있었다.

한편 소장맥에서는 갑상선기능저하의 전형적인 맥이 나타났다. 갑상선 이상이 있으면 소장맥에서 가지맥이 나타난다. 맥이 크고 빨라지는 건 항진증이다. 가끔 갑상선 항진증으로 약을 먹는 사람이 맥상으로는 저하증이라고 나오는 사람도 있는데, 약을 장기간 먹다 보니까 성질이 바뀐 것이다. 이럴 때는 "병원 가서 약을 줄여 달라고 하세요"라고 알려줘야 한다. 반대로 갑상선 저하증 약을 먹고 있는데 맥상에 항진증으로 나오는 경우도 있다.

갑상선 이상은 근본적으로 화병, 상처, 가슴에 돌이 박힌 것 등이 직접적인 원인이다. 갑상선 기능이상인데 심장맥이 깨끗한 사람은 절대로 없다. 한국인들은 성질이 다혈질인 경우가 많다. 급하고 앞서고자 하는 압박감이 있어서 문화적 조건이 갑상선 이상을 많이 일으킬 수밖에 없다. OECD 국가에서 발병률 1등일 정도다.

[그림 25] 갑상선기능저하의 전형적인 맥

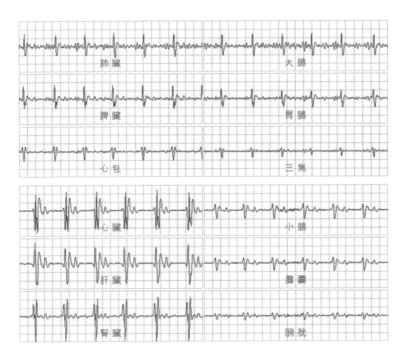

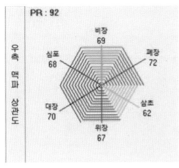

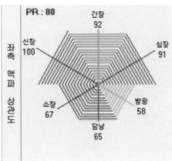

이 환자가 이명이 생긴 원인은 예민하고 마음에 상처와 근심이 있고, 육체적으로 피로가 누적돼 있어서 그런 것이었다. 증상은 이명이지만 원인은 사람마다 다양하기 때문에 치료할 때는 그 원인에 맞는 치료법을 써야 한다.

폐는 기를 관장하는
으뜸 기관이다

고전에 따르면 폐는 상전지관(相傳之官)이라고 해서 다스리고 조절함이 여기서 나온다고 했다. 폐는 기(氣)를 주관하기 때문에 폐장맥을 보면 기허성 질환을 볼 수 있다. 의기소침, 무기력, 이유도 없이 땀이 흐르는 자한증(自汗症), 감기 등이 나타난다. 폐주피모(肺主皮毛)라고 해서 폐는 피부, 모공, 모발을 관장한다. 피부성 질환과 관련된 면역계 질환을 폐장맥에서 볼 수 있다.

축농증, 코피, 알레르기성 비염, 비후성 비염 등 코의 질환과 급성기관지염, 만성 기관지염, 폐렴, 천식 등 각종 기관지 질환과 폐 질환역시 폐장맥에서 확인할 수 있다. 폐는 스폰지 장기라고 봐야 한다. 스폰지에 오물이 끼면 호흡 대사에 이상이 오고, 폐가 위축되면 마르고 우울해진다. 천식, 폐렴 등이 맥에 나타났다면 폐의 경락까지

봐야 한다.

폐는 대장, 심장과 연결해서 본다. 폐가 나쁜데 심장이 좋은 사람이 없고, 폐가 나쁜데 대장이 좋은 사람은 없다. 폐와 대장은 표리 관계라서 폐에 삽맥이 나타나면 피부가 까칠해진다.

폐장맥이 부맥이면 들이마시는 기가 약하다는 뜻이다. 침맥이라면 폐활량이 적고 가슴이 답답한 것이 부맥보다 심하다. 폐장맥이 침맥인 사람은 성격이 조용한 사람이다. 쉽게 피로하고 의기소침할 것이다.

폐장맥이 지맥이라면 기허 현상으로 손발이 저리고 차고 수족무력이 있을 것이다. 삭맥이라면 어깨가 무겁고 머리가 아플 수 있다. 숨이 차고 가슴이 답답하고 코피가 잘 난다.

폐장맥이 대(大)맥이라면 80~90% 확률로 심장도 대(大)맥이 나온다. 가슴이 답답하고 한숨을 쉬는 사람인데, 우울증 환자에게 대부분 대(大)맥이 나타난다. 손발에 기운이 없고 식은땀을 흘리기도 한다. 마음이 약한 상태인 것이다.

폐장맥이 촉맥이라면 약간 숨이 차고 기운이 없다. 대(大)맥보다 심한 경우로 가벼운 가래가 있을 수 있다. 현맥의 경우는 초기 감기이며, 긴맥이라면 알레르기성 비염이 있고 어깨와 목에 피로가 심할 것이다.

폐장맥이 활맥이나 삽맥이라면 기관지에 문제가 있다. 활맥은 가래가 끼고 숨이 차고 공포 불안 증상이 있거나 경락을 통해 어깨, 팔까지 저린 견비통이 있을 수 있다. 폐장맥이 삽맥이라면 대부분 담배를 피우는 사람이다. 손발 저림이나 뒤틀림, 심하면 마비도 있다.

가래가 심하고 피부가 까칠해졌을 것이다. 견비통, 수족냉증, 기가 한데 뭉쳐서 나타나는 흉고(가슴통증) 등이 있다.

폐장맥이 대(代)맥이면 만성피로에 지친 사람이다. 무기력한 사람일 수 있다. 결맥은 오늘날 한의원에서 만나기는 힘들지만 폐암일 때 나타나는 경우를 본 적이 있다.

폐는 대장과 함께 살핀다

대장은 전도지관(傳道之官)이라고 해서 모든 찌꺼기들을 밖으로 배출하는 기관이며, 폐와 대장은 표리 관계다. 대장은 탄력성을 봐야 하는데 맥에서 치질, 변비, 설사, 장염 등을 알 수 있다. 대변이 시원치 못한 사람은 정신 상태가 맑지 못하다. 따라서 정신 기능도 함께 본다. 대장은 폐와 소장과 연결시켜서 보는데, 경락으로 보면 대장이 나쁘면 치아가 좋지 않다.

대장의 부맥은 장이 긴장돼 있어서 대변을 봐도 시원치 않지만 병은 거의 없다. 대장맥이 침맥이라면 대변 뒤가 깨끗하지 않고, 아랫배가 냉하고 허리가 무겁다. 양방적으로 이상은 없지만, 삼초맥의 침맥과 연관이 있다.

대장맥이 지맥이면 배가 차고 힘이 없다. 겁이 많고 변을 보기 힘들다. 심장맥도 약할 것이고 피부에 힘이 없고 하초에도 힘이 없다. 삭맥이거나 긴맥일 때는 과민성 대장염이다. 특히 삭맥은 스트레스를 받아 장이 과민되어 배가 자주 탈나고 항문이 가렵다. 급성 장염일 수 있다. 대장맥에서는 장의 운동량, 피부, 하초의 기능, 어깨 상태 등을 볼 수 있다. 오십견이라면 폐와 대장에 긴맥이 나타난다.

대장맥이 대(大)맥이면 배에 힘이 없고 배가 나온 사람이다. 촉맥은 대(大)맥보다 더 심하게 힘이 없고 변에 힘이 없다. 어린이의 경우 대장맥과 소장맥이 대(大)맥이나 촉맥이면 밥을 안 먹는 아이다.

대장맥이 대(代)맥이면 힘이 없으니 기혈을 보충해야 한다. 현맥이면 배가 부글부글하며 결맥이면 직장암이다. 삽맥이 나타난다면 70~80%는 치질이며 장이 건조해 알레르기가 심할 것이다. 불안, 정충, 어깨통증 등이 있다.

초등학교 4학년 남자아이가 비염이 있고 밥을 잘 못 먹는다고 내원했다. 맥을 보니 어린아이인데도 근심이 들어가 있었다. 오래된 낙심이 있고 불만이 가득했다. 폐에 비염이 나타났고 머리도 즐겁지가 않았다. 아이를 내보내고 엄마와 상담을 했다. 어린아이들의 맥진을 보면서 매번 깨닫게 되는 것이 있다. 어린이의 성장과 행복에는 가정환경이 너무 중요하다는 것이다. 일단 면역력이 떨어진 건 사실인데 밥을 못 먹는 진짜 이유는 심리적인 것이다. 대장과 위장에 탈이 있는 것은 결과적인 것이고 뿌리는 육이 아니라 영에 있다. 밥을 못 먹는 진짜 이유는 아이가 따뜻하고 행복하지 않기 때문이다. 그럴 때 아이와의 상담은 의미가 없고 엄마와 상담해야 한다.

부부싸움을 많이 하는 가정, 자기 뜻대로 할 수 있는 것이 없는 환경, 엄마 아빠가 시키는 대로만 해야 하는 상황에서 행복한 아이는 없다. 자기가 하고 싶은 일, 즐거운 일을 찾아가는 것이 진정한 행복인데 그걸 가르치는 곳을 찾기가 힘들다. 사회적인 가치 기준으로 잘 먹고 잘 살기 위한 것만 가르치는 곳이 태반이다. 성적이 모자라서 의대를 못 갔다고 우울증에 걸리는 청춘이 많은 사회가 과연 건강한 건지 모르겠다. 맥진을 많이 하다 보면 어린이들도 행복하지 않고 중고등학생들도 다 찌들어 있는 걸 보는데, 치료하는 사람이 사회를 바꿀 수 있는 것도 아니니 안타까운 마음이 들 때가 많다.

당당한 사람은 힘차게 걸어다닌다. 그런데 불만이 있는 사람은 자세가 삐뚤어진다. 맥을 봤을 때 행복하지 않은 아이가 밥을 잘 못 먹고 감기를 달고 사는 건 당연한 일이다. 그 와중에 부모가 무조건 공부 잘하라며 총명탕을 원하고, 무럭무럭 크는 약만 원한다면 뿌리는 잡을 수가 없다.

어린이의 맥을 살펴볼 때는 병의 본질이 더 명확해진다. 어린이가 말하는 증상, 겉으로 드러나는 증상만 가지고 설명하는 것으로는 부족하다. 어린이도 행복할 권리가 있는데 그걸 찾아주지 못하는 이유는 돈만 좇기 때문이다.

간은 몸을 방어하는
장군과 같다

간은 심장 다음으로 중요한 장기다. 고전에서 간은 장군지관(將軍之官)이라고 설명하며, 분노의 장기, 용기의 장기로 불린다. 그래서 피로 상태나 근육의 통증도 볼 수 있지만, 욕구불만, 우울증, 짜증과 분노, 예민함, 신경질, 정서장애 등 마음을 읽을 수 있다.

간장은 담낭, 소장, 삼초, 비장과 직접적으로 연관하여 보는데, 맥을 보면 유사점이 많다. 간은 면역 기능, 에너지 공급의 기능을 가지고 있으며, 저축된 에너지의 상태를 본다. 간의 정기는 눈을 통하기 때문에 안구 질환과도 관련이 있다.

간염, 지방간, 간경화 등은 간장맥에 나타나며, 술을 많이 먹는 사람도 맥으로 알 수 있다. 기가 원활히 소통되지 못해 뭉쳐진 걸 풀지 못하는 간기울결(肝氣鬱結), 간화(肝火)로 인해 상부에 열상이 나타나는 간화상염(肝火上炎) 등이 보인다. 간기울이 있으면 성질을 잘 내고 음식 생각이 없어지는데 심할 때는 복수가 차거나 황달이 나타날 수도 있다.

간장맥이 부맥이라면 피곤하고 스트레스를 받았거나 과음한 것이다. 눈이 피로하고 충혈되거나 자주 눈물을 흘리고 짜증을 낸다. 환자와 상담해보면 여자는 고부간의 갈등이나 남편과의 불화를 이야기하는 경우가 많고, 남자는 스트레스인 경우가 많아 심장맥과 비교해서 분석해야 한다. 어린이는 욕구불만이 있는지 살펴봐야 한다. 간장맥이 침맥인 것은 불안하고 겁이 많은 것이다. 억울해서 침울한 상태로 얼굴이 어둡고 삶의 의욕을 잃었다는 뜻이다. 사지 근육을 잘 못 쓰는 경우가 있다.

간장맥에 대(大)맥이 나타나면 전형적인 지방간이다. 남자인 경우 술을 많이 먹고 숙취 현상일 때가 많고, 여자의 경우에는 많이 나타나지 않는다. 대(大)맥이면 눈이 쉽게 피곤하고 정력이 떨어지며 겁이 많아진다. 코의 모세혈관에 이상이 나타날 수도 있다. 간장맥에 삽맥이 나타나면 술을 많이 먹는 사람이다. 근육이 가렵거나 쥐가 자주 날 것이다.

간장맥이 삭맥이면 간염인 경우가 많지만 아닌 경우도 간혹 있다. 흥분을 잘하고 눈이 충혈되면서 쉽게 피곤하다. 맥동과 맥동의 간격이 좁은 삭맥의 경우 염증이 있고 수족무력이 있을 수 있다. 지맥일 경우는 만성 간염인 경우가 많다. 용기가 없고 침울한 사람이며 매사 의욕이 없지만 간염 수치는 그다지 높지 않다. 시력이 떨어지고 수족무력이 올 수 있다.

간장맥이 촉맥이면 간염으로 보이지만 심한 정도는 아니다. 힘이 없고 쉽게 피곤하며 하초의 기능이 약간 감퇴된다. 대(代)맥은 간 기능의 문제가 큰 경우로 물혹이 생겼을 것이다. 활맥이나 결맥이 나오면 간의 병이 매우 중한 것이다. 활맥은 간 관련 수치가 매우 높을 것이고 불면, 수족무력, 어깨 뭉침, 월경 이상, 안구 충혈, 성욕 감퇴 등이 있다. 결맥은 성숙된 간암이나 간경화가 있는 경우다.

간과 담낭은 표리 관계다

우리가 음식을 먹으면 입에서는 타액이 나오고 위로 넘어가면 위액이 나오며, 간은 담즙을 만들어 담낭(쓸개)에 저장해두었다가 지방의 소화를 돕기 위해 담즙액을 십이지장으로 보낸다.

그만큼 간과 담낭은 표리 관계로 밀접하게 연관되어 있으며, 우리 말에도 표현들이 고스란히 남아 있다. 국어대사전에서 표현을 옮겨보겠다. 몹시 놀라면 "간담이 떨어졌다", "간담이 내려앉았다"고 하며, 무섭고 섬뜩할 때는 "간담이 서늘하다"고 한다. 놀라고 두려워하는 모양은 "간담이 한 움큼 됐다"고 한다. 또 속마음을 숨김없이 모두 말하는 것은 "간담을 헤치다", "간담을 비추다", "간담을 열어놓다", "간담을 털어놓다"고 한다. '낙담하다'는 마음이 몹시 상한 상태이며, '대담하다', '담대하다' 등의 말에서 알 수 있듯이 담은 마음의 상태를 반영한다. 스트레스가 있어도 담의 기운이 충실한 사람은 영향을 받지 않는다.

담은 옳고 그름을 판단하는 결단력과 관련 있기 때문에 중정지관(中正之官)이라 일컫는다. 줏대가 없는 사람을 뜻하는 "쓸개 빠진 놈"이란 표현은 같은 맥락에 있다. 담낭맥을 통해서 십이지장의 상태를 보며 심장과 위장을 연관해서 본다. 수면장애, 두통, 협통(옆구리 결림), 십이지장염, 십이지장궤양, 담석증, 가슴앓이하는 심리적 상태를 담낭맥에서 볼 수 있다.

담낭맥에 부맥이 나오면 십이지장염이며, 침맥이 나온다면 십이지장의 염증이 심한 것으로 생각되는데 한의사는 거의 보기 힘든 경우다. 맥이 빠른 삭맥이라면 담낭염, 전형적인 십이지장염이다.

담낭맥이 현맥이라면 가벼운 염증이며 황달이 있을 수도 있다. 긴맥인 경우는 가슴앓이가 심한 경우로 돌이 들어 있을 가능성도 있다. 삽맥이 나오는 경우도 돌이 생긴 것으로 생각되는데 담낭이 마른 것이다. 심장에도 역시 삽맥이 나올 가능성이 있다. 담낭맥이 대(大)맥이라면 실제 병은 없지만 걱정이 있는 것이다. 촉맥이라면 가벼운 십이지장염이다. 촉맥이란 움직이던 것이 맺힌다는 개념으로 생각하면 된다. 소화불량, 속쓰림, 가스가 있을 수 있다. 담낭맥이 대(代)맥이면 촉맥보다는 무거운 증세다. 담즙이 울체되어 소화불량이 심하고 가스 차고 속이 쓰린 증상이 매우 심하다.

담낭맥이 활맥이나 결맥이라면 초음파 검사를 해봐야 한다. 활맥이라면 부맥, 침맥보다 심한 것으로 십이지장궤양이 심한 것이라서 치료가 쉽지 않다. 결맥이 있다면 담도암이 의심되는데 한의원에서는 거의 보기 힘들다. 담석이 클 것이며 초음파 검사를 해봐야 한다.

[그림 25]의 이명 환자는 비장맥, 심장맥, 간장맥을 보면 불면증

이 있다. 심장에는 가슴에 상처가 있고 긴장돼 있다. 간장맥을 보면 마음이 무겁다. 간장맥도, 담낭맥도 내려앉아 있기 때문에 알아볼 수 있다.

이 환자에게 이명이 생긴 원인은 예민하고 마음에 상처와 근심이 있고, 육체적으로 피로가 누적된 데다가 담이 작은 것이었다. 증상은 이명이지만 원인은 사람마다 다양하기 때문에 치료할 때는 그 원인에 맞는 치료법을 쓰는 것이 옳다.

간이 작고 담이 작은 사람은 결코 깊은 잠을 못 잔다. 자다 깨다 반복하거나 잠을 이루기 힘든 경우다. 수면제를 먹으면 취해서 잘 수는 있지만 수면제를 끊으면 또 못 잘 것이다. 한의학에서 가장 잘 고칠 수 있는 유형과 서양의학에서 가장 잘 고칠 수 있는 유형을 환자들이 이해하고 구분할 수 있으면 건강관리에 도움이 될 것이다.

맥진검사도 모든 걸 다 볼 수 있는 만능은 아니다. 예를 들어 담석증으로 수술을 했다면 절제 수술을 했든 초음파로 돌을 꺼내고 배출시켰든 그 흔적은 맥파에 안 남는다. 그 사람이 담낭에 돌이 있다가 빠진 건지 현재 돌이 든 건지는 알 수 없다. 갑상선암 수술 후 그림자맥으로 남는 것과는 다른 양상이다. 다만 맥에서 담낭이 춥다, 메말랐다, 담이 작다, 긴장도가 높다 등의 한의학적 원인을 살펴서 기능적으로 나아지는 치료를 할 수 있다. 한의학은 기능을 보는 데 탁월하기 때문에 마음을 들여다보는 것도 뛰어나다. 반면에 조직을 들여다보는 것은 부족하다. 조직의 질병 같은 특정 질환은 서양의학의 도움을 받는 것이 좋다.

비장맥에서
뇌의 활동을 본다

비장은 운화(運化) 기능을 주관한다. 음식이 들어오면 영양 물질을 흡수해 에너지를 각 기관에 전달한다는 뜻이다. 따라서 비장맥에서는 영양 상태를 본다. 비장맥은 위장, 소장, 심장맥과 연관하여 살펴보며 당뇨병, 권태감, 식후 노권증 등을 살필 수 있다. 여기까지는 현대 의학에서 말하는 것과 크게 벗어나지 않을 것이다.

그런데 고전에 의하면 비장은 사려지관(思慮之官)이라고 하였다. 비장맥에서는 기억력, 머리 쪽과 관련된 질병들까지 볼 수 있다. 뇌 신경계 질환, 각종 두뇌활동, 신경정신과 질환, 각종 두통, 건망증, 치매, 불면증, 정서장애, 뇌종양, 뇌경색, 경추성 질환 등을 알 수 있다. 청소년의 비장맥을 보면 공부를 잘하는지 못하는지도 알 수 있을 정도다.

비장은 통혈(統血)을 주관하는데, 체내 혈액이 밖으로 유출되지 않게 잡아주는 역할을 한다. 비장의 기운이 약해지면 출혈이 쉽게 오기 때문에, 비장맥에서는 혈액의 상태를 본다. 또 비주사말(脾主四末)이라고 해서 우리 몸의 말단인 사지(팔다리)를 주관하는 것이 비장이다. 수족마비, 수족기능장애, 소아의 성장발육장애, 전신 침중 등 팔다리 힘의 상태를 본다.

비장맥이 부맥이면 100% 두통이 있다. 신경을 많이 써서 머리가 무겁고 긴장되어 있는 것이다. 환자는 노곤하다고 말하기도 한다. 침맥이라면 피곤하고 나른하며 빈혈이 있다.

비장맥이 지맥이라면 원기가 많이 빠져 사지가 축 늘어진 상태다. 기억력이 많이 떨어져 있고 밥맛이 없다. 팔다리가 힘이 없어 무거운 것을 못 드는 상태로 빈혈이 나타난다. 삭맥이라면 초기 당뇨로 생각할 수 있다. 단정지을 수는 없지만 매우 드물게 백혈병일 가능성이 있다.

비장맥이 대(大)맥이면 청소년의 경우 공부를 잘 못하는 아이다. 빈혈이 심하며 노곤하고 밥만 먹어도 졸립다고 한다. 촉맥이라면 가벼운 신경성 두통으로 노곤할 수 있다. 현맥일 경우는 신경이 예민한 사람이며 피곤을 많이 느낀다. 긴맥일 경우는 두뇌활동이 심한 경우로 긴장된 사람이며 신경질적이다.

보기 힘들지만 비장맥이 삽맥이면 머리가 지끈지끈 아프다. 혈관에 중한 질병이 있을 가능성이 있다. 활맥은 당뇨가 심하고 담이 잘 걸린다. 사지가 노곤하고 쉽게 피곤할 것이다. 비장맥이 대(代)맥이면 사지가 무겁고 지쳐 고달픈 것이다. 오래된 병이 있거나 너무 에너지를 소진하여 혈맥이 제대로 통하지 않아 얼굴이 창백해지고 월경과다가 되거나 부정출혈이 있을 수 있다.

비장과 위장은 표리관계다

위장은 음식물이 모이는 바다라는 뜻으로 수곡지해(水穀之海)라고 부른다. 비장과 위장은 표리 관계로, 창름지관(倉廩之官, 또는 창품지관)이라고 해서 음식물의 소화와 흡수를 담당하는 장부를 통틀어 말하기도 한다. 창름은 한마디로 에너지 곳간이라고 할 수 있다. 음식물이 소화되어 생기는 정기(精氣)를 수곡지기(水穀之氣)라 하는데, 비장이 이것을 폐로 전달하면 호흡지기(呼吸之氣)와 합쳐져 진기(眞氣)가 된다. 그리고 심장은 이것을 전신에 퍼뜨린다.

"비위가 상하다", "비위가 약하다" 같은 말을 우리는 흔히 쓰는데, 한의학적으로도 비장과 위장은 함께 살펴본다. 현대 의학으로 설명해도 뇌(비장맥에서 살펴본다)와 위장은 미주신경으로 연결돼 있어서 신경을 많이 쓰면 속이 쓰리고 위장이 아프다.

한의원에는 "소화 불량이에요", "먹기만 하면 체해요"라면서 내원하는 환자들이 많다. 소화기내과에 들락날락거리면서 급하면 소화제를 먹는 것으로 해결해왔는데 그것 말고 뭔가 근본적인 방법이 없겠냐며 호소하는 환자들이다. 그런 환자들은 식습관, 스트레스 등으로 인해 위장에 노폐물이 쌓이는 것이라 설명할 수 있다. 근래에는 이것을 담적(痰積)이라 칭한다. 증상은 속이 더부룩하고 갑갑하며 손발이 저리거나 몸이 무겁고 여드름 같은 피부 트러블이 있는 경우가 많다. 또 명치가 아프고 몸이 붓기도 하는데 특히 얼굴이나 손발이 잘 붓는다. 두통, 어지럼증까지 나타나는 경우도 있다. 그러나 내시경을 해도 정상이라고 나오기 때문에 환자들은 답답해하는데, 병원에서 간혹 '기능성 소화불량'이라는 이름으로 진단하는 의사도 있다. 한의학은 기능성 질환에 대해서는 탁월하기 때문에 담적을 전문으로 치료하는 한의원이나 한방병원이 최근 많이 등장했다.

기능상의 문제란 흔히 병원에 가서 "이상 없다", "정상이다"라는 말을 듣고 오는 증상들을 떠올리면 이해하기 쉽다. "피곤해요", "어지러워요", "귀에서 소리가 들려요", "밤에 잠이 안 와요", "밥맛이 없어요", "툭하면 감기 걸려요", "아이가 키가 안 커요" 등의 이야기는 병원에서는 병이 없다고 말하는 상태다. 요새 이런 문제들이 심각한 이유는 환자는 괴로워 죽겠다고 하는데 병원에서는 정상이라고 하거나 원인을 모르겠다고 말하는 경우가 상당히 많아서다. 이유를 모르겠으면 신경정신과 쪽으로 몰아붙이는 경향이 있다는 것도 문제. 그렇게 신경정신과로 찾아가더라도 대부분의 환자는 낫지 않기 때문이다. 현대 의학은 무척 발전했지만 생명 연장이나 급성 질환을 다스리는 것에서 탁월해졌을 뿐, 인간의 내면과 정신 세계를 다루는 것은 아직 미흡하다.

맥진상에서는 위장맥을 보고 신경성 증상인지 아닌지 확인할 수 있다. 위장맥이 부맥이면 신경성 위염으로 내벽이 약간 충혈된 상태이고, 침맥이면 만성 위염으로 음식을 소화시키지 못하고 있는 것이다. 위장맥이 대(大)맥이면 위무력증으로 밥맛이 없고 안 먹어도 배가 부른 상태다. 위장맥이 촉맥이면 위무력증이 있고 위염까지 간 것이다. 항상 노곤한 상태다.

위장맥이 대(代)맥이면 기허 상태라고 할 수 있는데 이럴 때는 비장도 거의 대(代)맥이 나온다. 항상 속이 더부룩하고 입맛도 없으며, 심인성 질환을 생각할 수 있다. 위장맥이 삭맥이라면 많이 먹는 사람이거나 많이 먹었다 적게 먹었다 불규칙한 사람이다. 위확장증이나 위염이며, 심장맥과 연관해서 신경성 위염을 판단해야 한다.

고시 공부를 하거나 자취하는 사람 중에 위장맥에 지맥이 나타나는 경우가 있다. 직업으로는 운전기사인 경우가 그렇다. 자주 체하고 몸이 노곤하며 밥맛이 없다. 위에 냉기를 가지고 있고, 위장에 골병든 사람이라 할 수 있다. 위장맥에 삽맥이 나타난다면 심한 궤양 상태로 구멍 뚫리기(천공) 직전이라고 볼 수 있다. 이때 손발이 냉하고 두통이 올 수도 있다.

또 위장맥에 활맥이 나타나면 만성 위궤양이다. 속이 더부룩하고 손발이 무겁고 자주 체하며, 자고 일어나면 얼굴이 붓는다. 결맥일 때는 성숙한 위암이 의심되니 꼭 검사를 의뢰해야 한다.

자꾸만 머리가 아프다는 다섯 살배기

맥진검사를 할 수 있는 나이는 만 4세부터다. 아이들은 생각이 복잡하지 않기 때문에 가장 중요한 것은 정서적 환경이다. 엄마 아빠가 행복한지가 가장 중요하다. 어린이들은 엄마가 밥 잘 주고 아빠가 행복하게 해주면 무럭무럭 잘 큰다. 가장 중요한 건 부모의 사랑, 그리고 아이의 말을 잘 들어주는 것이다.

5세의 남자아이가 오른쪽 머리가 아프다고 온 적이 있다. 1년 전부터 "엄마, 머리가 아파"라는 말을 자주 해서 MRI 예약을 해놓고 왔다고 했다. 아이 엄마는 "여기 오면 MRI 안 찍어도 안다고 해서 왔어요"라고 이야기했다. 맥을 살펴보니 특히 기장부의 맥이 작고 떠는데, 이것은 한의학적으로 말하면 기체, 혈체, 어혈, 담음이다. 어린이가 기가 체하는 것은 기가 눌리는 것이다. 예를 들어 엄마 아빠가 무섭거나 억누르면 아이의 용기를 죽이는 일이 된다.

비장맥이 발발 떠는 건 머리를 다쳤거나 뇌혈관에 문제가 생겼거나 신경을 너무 많이 쓴 것이다. 어린이가 신경을 많이 쓸 일은 없을 테니까, 머리에 나쁜 것이 생겼거나 다친 것이다. 본맥이 깨끗하면 뇌에 병은 없기 때문에 머리를 다친 적이 있는지 물었다. 종양이라면 맥이 변할 텐데 맥이 작아서 그렇지 추워서 발발 떠는 것 외에는 별다를 게 없었다.

어려서 백일쯤 되었을 때 60~70cm 정도 높이의 침대에서 떨어진 적이 있다고 이야기했다. 그후로 아팠던 정황을 듣고 말해주었다. "이 아이는 머리가 고장난 게 아닙니다. MRI 예약 취소하세요." MRI를 안 찍어도 되는 건지, 고칠 수 있는지 거듭 묻는 아이 엄마를 안심시켰다. "고칠 수 있어요."

어른들도 가끔 이런 경우가 있다. 병원에서 MRI를 찍었는데 아픈 원인을 알 수 없다는 대답을 듣는 것이다. 그것은 이상이 없는 것이 아니라 CT, MRI는 조직상의 질병을 찾는 진단기이기 때문에 기능

[그림 26] 침대에서 떨어졌던 아이의 맥

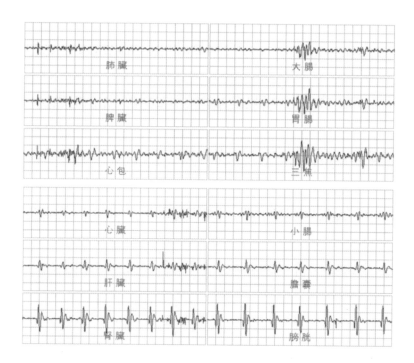

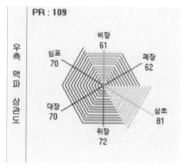

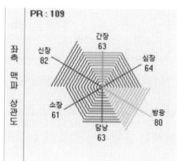

상의 질병을 찾아내지 못하는 것뿐이다. 인체를 관찰하는 눈에서 한의학도 정밀한 척도를 가지고 있다. 맥진기가 보편화, 상용화돼 있지 않다 보니까 가시화된 데이터를 보며 상담할 수 있다는 걸 모르는 것뿐이다. 이 아이는 어혈 약을 써서 고칠 수 있었다.

나도 어릴 적에 나무에서 떨어진 적이 있었는데, 아마도 이런 맥과 비슷했을 것이다. 당시에 나를 진맥했던 할아버지도 머릿속에서 이런 그림이 그려졌겠구나, 하는 생각이 든다. 그때 한의사란 직업을 몰랐던 나는 '나무에서 떨어진 걸 어떻게 알았지? 도사인가?' 생각했다.

이 아이의 맥을 보면 폐장맥과 비장맥이 거의 똑같다. 아이가 맥진검사 중에 움직이거나 말을 해서 큰 진동이 들어갔는데, 그 부분을 빼고 보면 된다. 폐기가 발발 떨리고 원기가 달리는 것을 보면 감기를 달고 사는 아이다. 머리도 편안하지 않으며, 두통이 있다.

폐장맥이 추운 아이들은 감기를 달고 사는데, 호흡기가 나쁜 아이치고 밥 잘 먹는 아이가 없다. 게다가 장도 가늘고 위도 가늘다. 비쩍 말라서 밥도 잘 안 먹고, 감기는 안 낫고 코도 시원찮으며, 피부도 나쁜 데다가 머리는 맨날 아프다고 한다. 병투성이다. 맥진에서 체크되는 것들이 서양의학적으로 모두 확인되는 것은 아니다. 풀 수 없는 이야기가 많다. 물론 MRI 찍는 게 나쁘다는 뜻은 아니다. 다만 한의사 입장에서 충분히 검증하고 치료할 수 있는 부분은 맥진에서 발견할 수 있다는 것이다.

신장과 방광은
비뇨기와 척추를 본다

심장이 상초의 으뜸이라면 신장은 하초의 으뜸 장기다. 신장맥을 보면 하초의 기능을 알아낼 수 있다. 한의학에서 신장은 수분 대사를 담당해 오줌을 만들어내는 콩팥(kidney)만을 일컫는 것이 아니며, 내분비 기능까지 포함하는 시스템적인 개념이다.

신장은 오행 중에 수(水)에 해당하는 기관으로 몸속 수분의 배설 상태, 소변 상태(단백뇨, 빈뇨, 야뇨, 요실금, 부종 등)를 볼 수 있다. 신장은 체내의 수분을 조절하며 찌꺼기를 걸러내는 장기로, 신장맥에서 전립선염, 전립선암, 방광염, 신부전증 등 비뇨생식기 질환을 알아낼 수 있다.

고전에 신주생장(腎主生長)이란 말이 있다. 신장이 생장발육, 생식을 주관한다는 뜻이다. 한의학에서 생명의 발생과 그 활동을 유지하는 데 기본이 되는 물질로 정기신(精氣神)을 꼽는다. 심장은 신(神)을 주관하고 폐는 기(氣)를 주관하며, 신장은 정(精)을 주관한다. 이 정은 좁은 의미에서 보면 생식 기능뿐 아니라 생장, 노화와 관련이 있는 것으로 선천적으로 물려받은 기운을 말한다(선천지정先天之情). 그러나 넓은 의미에서 보면 음식물로부터 변화되어 저장되고 온몸에 전달되는 것으로, 혈액, 체액까지 포함하는 개념이다(후천지정後天之精). 신주납기(腎主納氣)라 해서 외부의 기가 폐에서 정화된 후에 이 것을 신장이 받아들인다고 본다.

신장은 삼초, 방광과 연관하여 맥을 살펴본다. 신장과 삼초는 내분비 기능을 보며, 신장과 방광은 뼈의 기능과 관절의 상태를 본다. 골수, 모발의 상태, 각종 성기능장애, 불임, 골다공증, 요슬산통, 하지무력, 수족냉증, 이명, 난청, 어지럼증 등이 모두 관련이 있다.

신장맥이 부맥이면 피곤하고 오줌이 찔끔찔끔 나오는 상태다. 허리가 뻐근한 긴장성 요통이 있다. 어느 장부이든 부맥이 나오면 열을 받아 장기가 찡그렸다고 생각하면 맞다. 신장맥이 침맥이 나오면 물 빼는 기능이 침체되어 몸이 붓는 상태다. 뼈가 약하고 아침에 잘 일어나지 못하고 꾸물럭거린다. 디스크일 가능성이 높고 관절염 경향도 있다.

신장맥이 작은 세맥이 나오면 남성은 성기능 저하, 여성은 불감증이다. 신장맥에 지맥이 나올 때도 남성은 발기 불능, 여성은 불감증이다. 신장맥이 지맥이면 심장에 부담이 커지고, 내분비 기능, 뼈 기능도 이상이 있다고 본다. 허리가 시큰거리고 만성 요통 등 질병이 만성화된 것이다. 신장맥이 약하다면 심장맥은 대(大)맥이나 미맥,

세맥, 약맥일 가능성이 높다.

삭맥이 나오는 신장맥은 단백뇨, 가벼운 신염, 급성 사구체신염 등 염증이 생겼다고 보면 된다. 허리도 뻐근거리게 아프다. 삽맥이 나올 때는 몸의 노화 현상이 있는 것으로 요통, 갱년기가 있다. 골다 공증 검사를 해보는 것이 좋다.

신장맥이 대(大)맥이라면 허리에 힘이 없고 조루 증세가 있다. 50% 정도는 이명이 있다. 가장 많은 증세는 소변에 힘이 없고 허리에 힘이 없다. 신혈허(腎血虛)의 상태로 90%의 확률로 심장도 대(大)맥이 나온다. 이럴 때 녹용은 효과가 좋다. 아무 때나 녹용을 남발하는 경우가 있는데, 꼭 필요한 때가 이때다.

신장맥이 현맥인 것은 사구체 신염이며, 입이 마른다. 하초에 열이 생겨 요도가 막혀 오줌이 잘 안 나올 수 있다. 신장맥이 긴맥이면 신경질적인 사람으로 허리가 아프고 하초에 힘이 없다. 요실금, 오줌소태로 자주 화장실에 갈 수 있다.

신장맥이 촉맥인 것은 신기허(腎氣虛) 상태로 매우 피곤하고 아침에 허리가 무겁다. 심장에도 촉맥, 대(大)맥, 미맥, 세맥, 약맥, 단맥이 나타난다. 소변을 빼내기 힘든 상태로 소변색이 노랗다. 허리에 힘이 없고 무릎도 시큰거린다. 신장맥이 촉맥이면 소장, 대장, 방광 등 하초도 거의 촉맥이 나온다. 대(代)맥은 촉맥보다 심한 증상이며 주 증상은 피곤하고 허리가 아픈 것인데, 기혈(氣血)을 보충하면 치료가 된다. 대(代)맥이 나오는 것은 기혈이 통하지 않고 교행(交行)을 거부하는 상태인 것이다.

신장맥이 활맥이면 염증이 심한 상태다. 만성 신염일 가능성이 높고 부종, 체중 저하, 허리가 뻑뻑하게 아픈 담음요통을 생각할 수 있다. 숨이 차고 온몸이 노곤하다. 신장맥이 결맥인 경우는 요즘은 한의원에서 보기 힘들지만 신결석이 아닐까 생각해볼 수 있다. 심각한 질병으로 생각하고 검사를 해봐야 한다.

신장은 방광, 삼초와 함께 본다

신장과 방광은 표리 관계로 두 개 맥을 함께 살피면 뼈의 상태를 알 수 있다. 방광맥이 부맥이면 골반통이 있으며, 삽맥이면 만성 요통이다. 긴맥이면 긴장성 요통이 있으며, 허리가 삐었거나 힘이 없어서 내원한 것이다.

신장을 삼초, 방광과 함께 살펴보면 생식 기능의 상태를 좀 더 잘 확인할 수 있다. 방광맥은 척추, 허리의 힘을 본다. 삼초맥에서는 자궁의 상태를 알 수 있는데, 생리불순, 생리통, 냉대하, 불감증, 무액증, 불임, 음부소양증, 자궁근종, 자궁암 등 부인과 질환이 나타난다. 자궁과 유방은 절대적 관계가 있어서 출산 후 젖의 분비 상태를 살필 수 있다. 신장맥에서 내분비 상태를 알 수 있는데, 삼초맥이 좋아져도 신장맥이 좋지 않으면 임신은 되지 않는다. 남성의 경우에는 신장맥, 삼초맥을 함께 살펴서 남자의 성기능 상태를 관측한다. 발육장애, 낭습, 발기불능, 조루증, 삼초경락의 견비통, 이명 등을 알 수 있다.

삼초맥은 심장, 간장과도 연관되어 있다. 고민이 많은 사람은 심기(心氣)의 영향으로 자궁을 위축시킨다. 심장과 삼초를 같이 보면 심리적인 원인에 의해 월경 주기가 달라지는 걸 볼 수 있다.

삼초맥이 부맥이면 자궁에 가벼운 염증이 있고 생리통이 있다. 침맥이면 남자는 낭습, 여자는 냉이 심할 것이다. 여성은 만성 자궁내막염을 의심해볼 수 있다. 삼초맥이 지맥이라면 미혼 여성의 경우 두통, 요통, 생리통, 생리불순이 있을 것이고, 사춘기라면 유방 발육이 좋지 않을 것이다. 남성이 지맥이라면 하초 기능이 허약하다. 삭맥은 남자의 경우엔 드물고 여성이 삭맥이라면 염증으로 인한 냉대하가 있으며 내막염을 의심해볼 수 있다.

삼초맥이 현맥이면 남성은 큰 장애가 없지만 여성은 가벼운 자궁근종이 있다. 긴맥은 자궁에 무거운 염증이 있는 것으로 남성의 경우는 약간 정력이 떨어지는 상태일 수 있지만 큰 문제는 아니다.

삼초맥이 대(大)맥일 때는 안색이 붉은 사람이며 열증을 반영한다. 촉맥이면 냉은 심하지 않지만 거의 염증이다. 남자인 경우에 그렇다면 힘이 없고 임신이 잘 안 된다. 삼초맥이 촉맥이라면 임신 중이라 해도 유산될 가능성이 높다. 남자나 여자가 삼초맥이 대(代)맥이라면 임신 가능성은 거의 없다.

삼초맥이 활맥이라면 출혈성 자궁염이나 내막염이다. 음부소양으로 인해 가렵고 생리불순이다. 드물지만 남자가 활맥이라면 조루 가능성이 있다. 삼초맥이 삽맥이면 폐경이거나 혹이나 암이 생긴 경우가 있으므로 산부인과 초음파 검사가 필요하다. 만약 결맥이라면 자궁암 가능성이 높다. 남자에게는 찾아보기 힘들다.

몸이 자꾸만 붓는 이유

불면증과 부종 때문에 내원한 51세 여성이 있었다. 환자는 가장 불편한 것 몇 개만 문진표에 적어놓았지만, 맥진을 해보니 신장맥에 부종도 보였고, 담낭맥에 불면증도 보이고 당뇨가 보였다. 물어보니 당화혈색소가 7까지 올라갔다고 한다. 그런데 문제가 있는 곳은 그게 다가 아니었다.

폐는 춥고 가래가 붙었고, 비장을 보면 어깨가 굳었고, 간장은 욕구불만, 방광에는 골반통이 있었다. 대장에는 용종, 위에는 위염, 삼초에는 다발성 근종도 보였다. 환자는 자궁근종을 확진받고 적출을 권고받았다고 했다. 이분은 맥대로라면 이미 폐경이 됐고 자궁이 바짝 말라 부부관계를 못할 것이다. 춥고 메마르면 딱지가 생기니까 아파서 부부관계를 못하는데, 환자도 "안 한 지 오래됐습니다"라고 했다.

내가 근종이 있다고 말했더니 "자궁을 드러내야 됩니까?" 하고 물었다. 한의학으로 자궁근종을 치료할 가능성은 20~30%이기 때문에 조직 의학이 발달한 서양의학 치료에 맡기는 경우가 많다. 한의원에 다낭성난소증후군 환자도 많이 오는데, 그것 역시 내 영역 밖이라 진단만 해주고 있다. 자궁근종은 암이 아닌 걸 확인했고 출혈이 없다면 추후 관찰만 해도 되지만, 하혈이 있다면 수술도 고려해야 한다고 답해줬다.

요새는 하이푸를 권하는 곳이 많은데, 적출 없이 고강도 초음파로 종양을 괴사시키는 것이니까 가임기 환자에게는 신세계다. 그러나

[그림 27] 신장에 부종이 보이는 맥

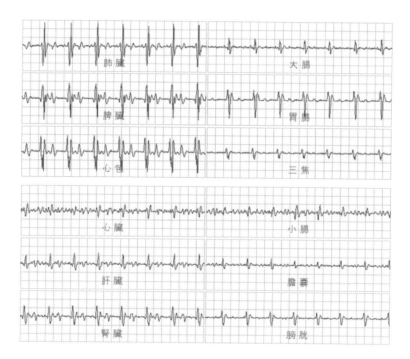

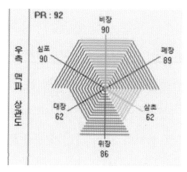

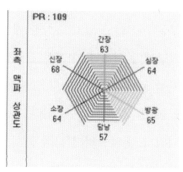

의사의 숙련도가 중요해서 잘못하면 소장을 건드려서 마비가 오는 경우도 있으니까 정말 잘 알아보고 선택해야 한다. 하이푸가 나쁘다는 게 아니라 의사의 숙련도가 변수로 크게 작용한다는 점을 인지하라는 것이다.

근본적으로 환자가 불편함을 나타내는 요인은 정신적, 심리적 요인, 생활습관 등 모든 것이 관여돼 있다. 서양의학적 사고에 젖어들어 있는 현대인들은 여러 가지 증상들이 서로 관련이 있다는 생각을 하지 않기 때문에 말하지 않는 것들도 많다. 그러나 맥진에서는 그걸 다 짚어줘야 건강관리를 어떻게 할지 환자들이 생각할 수 있다. 불필요한 검사를 너무 많이 하고 불필요한 수술을 너무 많이 하는 의료 문화를 내가 바꿀 수 있는 것은 아니다. 다만 나는 환자에게 병을 만들어내는 진짜 원인이 무엇인지 맥을 통해서 안내해줄 뿐이다. 개인의 상태에 맞춰 "용종은 수술하세요", "갑상선은 수술을 보류하세요"라고 선을 그어주는 역할을 하는 것이다.

그런 측면에서 심리적인 부분도 꼭 짚어주는 것이다. "맥을 보면 부글부글 끓고 있고 속상한 게 참 많은데 무슨 일이 있나요?" 하고 상담에 들어간다. 여자의 욕구불만은 남편의 경제력, 부부 성생활, 자식 문제, 이 세 가지다. 그런데 상담을 많이 하다 보니 "자식은 하늘이 준 선물이지 구속하라고 준 게 아니예요"라는 말도 많이 하게 되었다. 환자들의 심리적 문제를 자주 접하다 보니 나이가 들수록 마음을 다듬고 수양해야 한다는 생각을 자주 하고 있다. 마음속을 보는 것을 중요하게 생각하다 보니 맥진기 이름도 '심안맥진기'라고 짓게 되었다. 진짜 병은 마음을 볼 줄 알아야 하는 법이다.

[그림 27]의 환자가 불편해하는 부종은 신장맥을 보면 나타난다. 이분은 열이 나는데 물을 못 빼서 붓는 것이다. 맥을 전체적으로 살펴보면 이 사람이 붓는 이유는 화병 때문이다. 비장맥에는 고뇌가 있고 신경을 많이 쓰고 있다. 심포에는 근심걱정이 들어가 있고, 심장맥은 부글부글 끓고 있다. 몸이 붓는 원인은 심장, 신장, 림프(임파), 딱 세 가지다. 현대 의학에서도 비장은 커다란 림프절과 유사한 면역기관으로 본다. 림프는 뇌에서 관여한다.

밤에 라면을 끓여먹고 잤더니 부었다는 사람이 있는가 하면, 아무 것도 안 했는데 떵떵 붓는다는 사람도 있다. 종아리가 부으면 심장병 검사를 하고, 비뇨기과로 가지만, 거기서 이상이 없다면 림프 순환의 문제다. 한의학적으로는 뇌와 화병, 즉 심적인 문제로 본다. 이럴 때 서양의학의 치료와 달리 이뇨제를 쓰는 것이 아니라 화병 푸는 약을 쓴다. 한약에는 마음에 작용하는 처방들이 발달해 있어서 곧잘 듣는다.

육부에 병이 있는데
원인은 오장에 있다?

오장육부 중에 육부(六腑)는 먹고 마시고 내보내고 잠자는 것을 반영한다. 그래서 육부의 병은 치료를 하더라도 먹고 잠자는 생활습관을 고치지 않으면 반복될 수 있다. 게다가 우리의 몸은 좀 더 복잡해서 육부에 병이 들었지만, 원인을 찾아들어 가면 오장(五臟)에서 문제가 발견되는 경우가 많다.

"오른쪽 종아리가 뻑뻑하고 발가락이 비비 틀리는데 침 맞으면 될까요?"라고 묻는 49세의 여성 환자가 있었다. 원인이 뭔지 맥을 살펴보면서 이야기해주기로 했다. 오장의 맥동과 육부의 맥동이 숫자가 15 이상 벌어져 있다면 마음에 맺힌 게 있는 사람이다. "뭐 하시는 분인데 영육이 지쳐 있네요?"라고 했더니, "뭘 보고 그러세요"라고 반문했다. 건강한 사람은 맥이 마르지 않고 빠르지 않은데, 환자의 맥은 빨랐다. 게다가 육체를 반영하는 육부의 맥이 물기가 바짝 말라 있었다. "육이 마른 건 지친 겁니다. 마음에는 깊은 근심에 못을 하나 달고 있어서 직업을 물어본 겁니다." 종아리는 제2의 심장이라고 한다. 심장이 과로해서 힘이 들어 낑낑거리다 보니 정맥순환도 안 돼서 뻑뻑한 것이다. 펌프질에 과부하가 걸려 힘이 들면 숨이 차거나 심장이 벌렁벌렁한다. 또 신장에서는 열이 나고 물이 돌지 않았다. 상초의 심장과 하초의 신장이 몸의 밸런스를 맞춰줘야 하는데, 혈의 펌프질도 잘 안 되고 물은 돌지 않으니까 종아리 근육이 꼬이거나 뒤틀리거나 아픈 것이다.

"저는 장애인 돌보는 일을 합니다"라고 환자는 말했다. 그런데 내가 볼 때는 환자분이 오히려 장애인급으로 몸이 안 좋았다. 맥을 보는 순간 내 마음이 안타까웠다. 간은 뚝 떨어지고 상처가 있고 신장은 때가 껴 있었다. 이것은 찌꺼기가 안 빠져서 피로가 쌓여 있다는 뜻이다. 쉽게 말하면 설거지통에 때가 끼어 있는 것으로, 청소할 시간이 없어서 고여 있고 찌꺼기가 덜 빠지는 것이다. 피로를 풀 시간이 없다는 뜻이다. 맥을 보고 '참 힘들게 사는구나' 싶어서 약값을 할인해줘야겠다 생각했다.

이 환자는 사연이 많아서 한참 동안 대화했다. 맥을 보면 긴장도가 높고, 영육이 모두 메말라 있다. 육체적으로 힘들고 마음도 편치 않은 것이다. 그중에서도 오장은 맥이 살아 있지만 육부는 말라붙었다. 환자가 가장 불편해하는 증상은 종아리 근육이 뻑뻑하고 쥐가 나는 것이었는데, 현대 의학으로 설명하면 하지불안증후군이다. 이런 증상이 있는 여성분들 중에는 자다가 다리를 떠는 사람도 많이

[그림 28] 육체적으로 힘든 환자의 맥

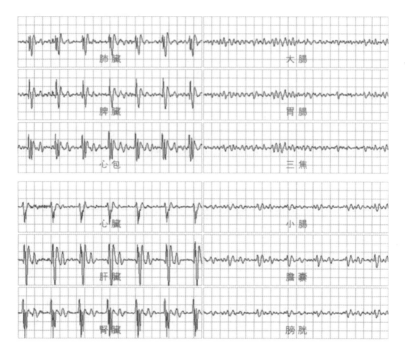

肺臟　　大腸
脾臟　　胃腸
心包　　三焦
心臟　　小腸
肝臟　　膽囊
腎臟　　膀胱

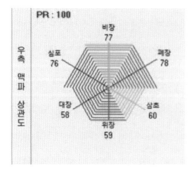

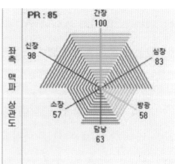

있다.

장애인센터에서 일한다면 원장일 수도 있고 간병사나 도우미 업무를 하는 사람일 수도 있겠지만, 맥에서 보면 육체적으로 힘든 분인 것만은 분명하다. 자신이 힘든데도 에너지를 많이 쓰면서 장애인돌보는 일을 하고 있다는 건 먹고살기 위해 일하고 있다는 뜻이다. 자기 몸을 돌보지 않아서 육이 항상 긴장돼 있는 것이다. 육부가 메말라 붙은 것은 자기를 위해서 투자하는 게 없다는 뜻이다. 게다가 맥을 보면 마음은 무겁고 즐겁지가 않다. 이야기를 해보니 제왕절개를 두 번 했고, 맹장 수술 경험에 근종으로 자궁 적출, 협착증 수술도 했다. 육체적으로 힘든 분이 마음도 축 가라앉아 있으니 참 안쓰러운 마음이 든 것이다.

환자들은 보통 자신의 증상에 대해 "원인이 뭐예요?"하고 묻는다. 맥을 보며 설명하면 환자들도 자신의 건강관리에 스스로 해야할 일이 있다는 걸 알게 된다. 또 치료를 하다 보면 "제가 얼마나 좋아졌는지 확인할 수 있어요?" 궁금해한다. 그러면 치료 후 맥을 비교하면서 맥이 깨끗해진 걸 보고 안심할 수 있다.

마음이 평안해야 건강을 유지한다

자기도 몸이 아프면서도 간병사를 하고 있는 환자는 아이가 고등학생이라고 했다. 한창 아이에게 돈이 들어갈 시기에 남편은 아파서누워 있다고 했다. 내가 여자라고 생각하면 앞이 캄캄할 것 같다. 예전에 세상사를 잘 이해하지 못할 때는 나도 교과서적인 이야기를 했다. 이제는 나이가 60이 넘어가니까 살아간다는 걸 이해하게 됐다.

세상사가 물질화돼 있어서 살아가는 데 제일 필요한 건 돈이다. 아무리 잘해주는 남자도 돈이 없으면 소용없다. 돈이 많으면 속을 썩여도 "그래도 돈이라도 갖다주니까 참는다"라고 결론 내린다. 돈도 못 갖다주고 속을 썩이는 남자라면 아무짝에 쓸모없을 것이다. 우리가 살아가는 이치가 그렇다.

환자는 자신의 인생사를 살아가야 하기 때문에 의사가 병을 다 고칠 수 있다는 건 말이 안 된다. 그저 의사는 도움을 조금 줄 뿐, 사람이 병들어 살 수밖에 없는 이치를 깨닫는다. 침 놓고 약 주고 수술하는 것이 전부가 아니다. 치료하면서 돈을 좇는 세태는 바람직해 보이지 않는다. 돈은 하늘이 준다고 해도 젊은 후배들은 당장은 무슨 말인지 모른다. 그걸 깨달으려면 60은 넘어야 한다.

환자에게 내가 자주 하는 말들이 있다. 맥에서 마음의 병이 보이면 "왜 이렇게 마음이 무거워요?", 육체를 혹사하고 있으면 "참 힘든 일 하시나 보네요", 위와 십이지장이 말라비틀어져서 영양분이 없고 고달프면 "맨날 굶고 있네요"라고 한다.

환자들은 그런 말들을 들으며 재밌다는 사람, 우는 사람, 별별 사람이 다 있다. 많은 사람들의 인생사를 깨닫기까지는 많은 세월이 필요했지만, 그 결과 나의 질문이 달라졌다. "몸이 피곤하시겠네요. 신경쓰는 거 있나요?" 하던 것이 환자의 인생사가 보이면 "남편 뭐 하는 분이세요?" "남편 어디 아파요?" 하게 된다.

사람은 육체보다 마음이 평안해야 된다. 오늘날 현대인들은 영

(靈)이 병든 사람이 너무 많은데, 오직 잘살아야 된다는 데 몰두가 돼 있어서 그렇다. 인간은 돈이 없으면 배고파진다. 그러나 돈이 없어도 내 머리가 행복하면 된다. 그래서 "교회를 다니시든 절에 다니시든 하라"고 자꾸 환자들에게 종교를 권하게 된다. 하느님 믿는 사람, 기도회 다니는 사람을 보면 재물 이야기를 절대 안 한다. 결국은 행복하려면 자신의 마음 수양이 돼야 한다. 그러나 거기엔 많은 노력이 필요하기 때문에 사람들은 힘든 쪽으로 안 따라가고 쉽게 살려고 한다. 그래서 불행하게 사는 것이다.

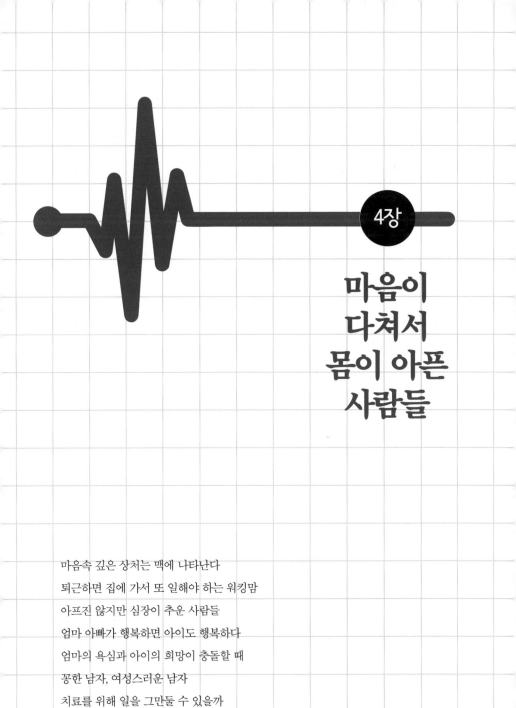

4장

마음이
다쳐서
몸이 아픈
사람들

마음속 깊은 상처는 맥에 나타난다

퇴근하면 집에 가서 또 일해야 하는 워킹맘

아프진 않지만 심장이 추운 사람들

엄마 아빠가 행복하면 아이도 행복하다

엄마의 욕심과 아이의 희망이 충돌할 때

꽁한 남자, 여성스러운 남자

치료를 위해 일을 그만둘 수 있을까

마음속 깊은 상처는
맥에 나타난다

사람은 잘 먹고 잘 배출하고 정신적으로 평안한 상태여야 건강한 법이다. 우리 말에는 마음의 병이 장기에 영향을 준다는 사실이 반영된 표현들이 많다. 맥진을 해보면 실제 임상에서도 그 모습을 볼 수 있다. 뜻하는 바를 이루지 못하고 낙담(落膽)하면 실제로 담낭맥이 아래로 떨어진다. '간 떨어질 뻔했다'는 표현이 있는데, 크게 놀란 일이 있었을 때는 간장맥이 뚝 떨어져 있다. 낙담과 달리 '낙심(落心)하다'라는 말도 있는데, 이때는 심장맥에서 뚝 떨어져 있는 모양을 확인할 수 있다.

인간은 뇌의 지배도 받지만 영의 지배를 받는다. 인간은 이성적으로 사유하는 능력만 있는 것이 아니며, 감성의 동물이다. 맥에는 그 사람의 감정, 기능이 그대로 반사되어 나오기 때문에([표 4] 참조) 건강한 상태에서 맥진을 하면 기질적인 것도 알 수 있다. 산만한 성격인지 예민한 성격인지 활발한지 조용한지, 맥을 보면 그 사람의 성격을 금방 포착할 수 있다.

사람은 사회생활을 하면서 필요하면 천사같은 표정이나 말을 꾸며낼 수 있다. 그러나 맥진을 하면 속에 있는 감정은 절대 속일 수 없다. 맥진은 12개 파이프를 통해 내부 감정의 주파수를 듣는 것과 같다. 그래서 나는 결혼 적령기의 자녀를 둔 한의사 후배들에게 사위나 며느리를 맞게 되면 꼭 맥진을 하라고 말하곤 한다. 나쁜 사람, 착한 사람, 독한 사람, 까칠한 사람 등 맥파를 보면 파악할 수 있기 때문이다.

맥진기를 발명한 백희수 선생님을 처음 뵈었을 때 손으로만 짚던 맥을 그림으로 볼 수 있다는 사실에 심봉사가 눈뜬 것처럼 기쁘고 신기해서 아직 학생이었는데도 가르쳐 달라고 청하던 것이 지금도 기억난다. 본과 3학년 겨울방학 때였는데 선생님께 맥진을 배우고 나서 1년간 의료봉사를 하면서 맥동과 맥파의 해석에 눈을 떴다. 그 덕분에 강원도 정선에서 젊은 나이에 개업했을 때 '동자신 내린 한의사'로 소문이 커졌다. 그러나 나는 가톨릭 신자이며 신내림과는 관련이 없는 사람이다.

옛말에 이르길 병은 의사가 고치는 게 아니라 환자 스스로 고치는 것이라고 했는데, 임상이 쌓이고 맥을 많이 알면 알수록 그게 사실임을 깨닫게 된다. 젊을 때는 자기 의술로 병이 낫는 것이라 생각하지만, 고수들은 그런 말을 하지 않는다. 한약이나 침을 쓰더라도 한의사는 그저 병이 낫는 환경만 만들어줄 뿐 우리 몸은 스스로 알

[표 4] 맥진을 통해 알 수 있는 심리 상태

간	간이 녹음(애간장 녹음) 간 떨어짐 간이 부글부글 간이 콩알만 해짐 간장 울음 간이 쫄음 분기탱천 우울증, 공황장애, 욕구불만, 불안, 침울, 분노, 불면
심장	가슴에 못 박힘 가슴이 철렁 내려앉음(낙심) 가슴이 텅빔 가슴이 녹아내림 가슴에 돌 박힘 심장이 부글부글 심장 울음 심장이 쪼그라듦 심장이 생기다 말았음 불안증으로 안절부절 노심초사, 화병
심포	근심 불안 초조, 충격
비장	고뇌가 가득 머리가 쥐남 결벽증 극도로 예민, 까칠(신경과민) 골이 빔 천근만근
폐	의기소침 무기력 한숨이 가득함
담낭	낙담 담이 작음(소심함) 쓸개가 녹음 쓸개가 메마름 불면증

아서 치유하는 것이다. 환자들의 심리 상태까지 짚어주면 치료가 더 빨라지는 것만 봐도 알 수 있다.

언젠가 환자의 맥을 보고 "얼마 떼이셨어요?"라고 물었더니 환자가 깜짝 놀란다. 진료실에 앉자마자 처음 들은 말이 그것이었으니 환자는 놀랄 수밖에 없었을 것이다. 중국에서 사업을 하다가 조선족에게 사기를 당해 7억 원을 날렸다고 하는데, 나는 "7억이요? 많지 않네요"라고 말했다. 환자는 자신의 전 재산이라며 울먹였는데, 액수가 적다는 뜻이 아니라 주변에 그 이상 떼인 사람이 의외로 많다고 50억 원을 떼인 사람 이야기를 들려주었다. 그 얘기를 듣고 환자는 울음을 뚝 그치고 차분해졌다.

오늘날 한의원에 오는 환자들 중에는 "병원 가니까 2, 3분밖에 응대를 안 해줘서 몇 마디 못했어요"라며 그게 답답해서 왔다는 사람들이 있다. 그렇다면 한의원에서라도 환자한테 말할 기회를 많이 주어야 한다고 나는 생각한다. 한의사가 "병원 가니까 뭐라고 했나요? 무슨 검사했나요?" 그런 걸 묻기 바쁘다면 환자의 하소연을 들어줄 여유는 없을 것이다.

그동안 봤던 환자의 맥파 중에 찌글거리는 상처 맥이 많았다. 참고 참아서 묻어두고 있는 음맥으로 나타나는 상처다. 그런 상처는 양(陽)의 성질이 아니다. 양의 상처는 햇빛만 쬐어도 사라진다. 한의원에 오는 환자들은 양맥보다 음맥이 훨씬 많은데, 그 이유는 급한 환자는 병원으로 가기 때문이다. 급성기 환자가 아니면서 병이 낫지 않고 쌓이고 쌓였을 때 한의원에 오기 때문에 음맥의 환자들을 많이 만나는 것이다.

"길에서 죽은 사람이 아들인지 확인해달래"

넘어져서 꼬리뼈에 금이 가서 정형외과 치료를 받은 후 침을 맞고 싶다며 오신 할머니가 있었다. 맥을 보니 오장의 맥이 끊어지고 흘러내리고 있었다. 비장에는 때가 꼈고 심포는 뚝 끊어지고 심장에는 상처가 있고 신장은 흘러내렸다. "할머니 왜 그렇게 상처 받고 머릿속이 복잡하고 이 나이에 근심걱정이 많아요?" 그랬더니 두 가지 이야기를 들려주었다.

몇 달 전에 둘째아들이 길에서 심근경색으로 쓰러졌다고 연락을 받았다. 병원에 가보니 이미 사망해서 응급실에서 죽은 아들을 확인하고 충격을 받았다. 놀라서 간 떨어지고 머리는 새카맣게 타고 심장에 깊은 상처가 된 것이다. 그리고 나서 또 얼마 전에 무릎인공관절 수술을 받았는데, 같은 병실에 입원했던 환자가 너무나 진상 짓을 하는데 스트레스를 엄청 받았다고 한다. 안 그래도 마음이 아픈데 시끄럽게 하니까 힘들었던 것이다. 두 가지 사건이 할머니의 맥을 그렇게 만든 것이다.

맥진 결과를 가지고 이야기하다 보니 할머니의 스토리를 알게 되었는데, 그전에 눈에 들어온 것이 있었다. "할머니, 손은 왜 떠세요?" 했더니 "선생님도 보이십니까?" 했다. 책상을 짚어보라고 했더니 그때는 손을 떨지 않았다. 병원에 가서 검사를 다 하고 파킨슨 진단을 받았다고 모시고 왔던 딸이 말했다. 병원에서는 손을 떨면 파킨슨부터 의심하며 검사를 유도하는 경우를 가끔 본다.

할머니가 한의원에 온 것은 통증 때문이었다. 넘어지면서 꼬리뼈에 금이 가서 심을 박았는데 그 외 치료는 딱히 없기 때문에 온 것이다. "움직이지 마시고 돌아다니지 마세요"라고 병원에서 말했을 텐데 그게 정답이다. 뼈는 붙을 때까지 기다려야 된다. 침을 맞는다고 해서 뼈가 빨리 붙는 건 아니다. 다만 너무 아프니까 통증 조절 차원에서 딸이 엄마를 모시고 온 것이다. 의사든 한의사든 환자의 말도 귀담아들어야 하지만 세심한 관찰을 통해서 보이지 않는 것도 알아내야 한다. 병의 본질을 알려는 노력을 해야 한다는 것이다. 맥진은 그것에 대한 근거가 된다. MRI를 찍는다고 환자의 생활이나 마음이 보이지 않는다. 머리 CT를 찍는다고 감정이 보이지 않으니 한의사들은 맥을 중시해야 되는데 어렵다고만 여기는 것은 참 안타까운 일이다.

"할머니, 파킨슨 아니에요." 나는 맥을 보면서 말했다. 할머니는 74세 연세에 잡티가 없었다. 아들과 딸이 번갈아가면서 모셔 오는데 아주 착했다. 침 몇 방으로 손을 안 떨게 된 할머니는 "원장, 어깨 좀 풀어줘" 요청해서 치료를 계속했다. 꼬리뼈가 굳어서 몸을 마음대로 못 돌리게 되면서 어깨가 돌덩이처럼 굳으니 불편했던 것이다. 어깨가 무거운 건 비장맥에 나타난다. 처음에 수술을 3번 하셨다고 해서 살펴봤는데, 피부를 만져보니까 뻐득뻐득하다. 주름 하나 없이 반듯하고 빛이 나는데 완전히 굳었다. 허리가 굳으니까 밸런스가 깨지면서 어깨는 저절로 뭉친다. "허리에 수술을 하셔서 어깨를 다 풀지는 못합니다. 급한 불만 꺼드릴게요" 했더니 열심히 오고 있다.

특이할 만한 사실은 할아버지가 따라와서 함께 맥진검사를 했는데, 마찬가지로 심장이 새카맣게 탔고 간 떨어져서 충격이 박혀 있

[그림 29] 아들을 잃은 충격이 나타난 맥

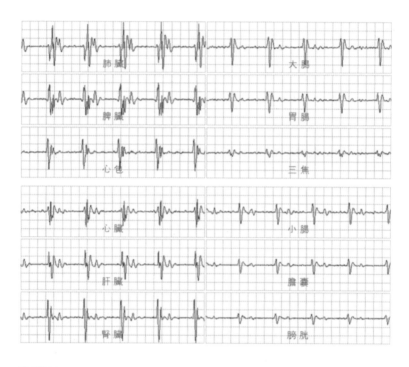

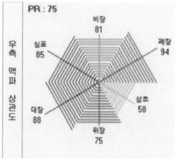

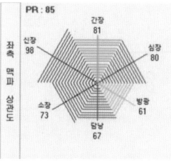

는 맥이었다. 자식을 잃었던 충격이 할아버지 맥에도 똑같이 나타난 것이다.

퇴근하면 집에 가서
또 일해야 하는 워킹맘

"손발이 저리고 소화도 안 되고 가슴이 아파요." 30대 중반의 여성이 충주에서 일부러 찾아왔다며 자신의 증상을 호소했다.

맥진검사 결과를 보면서 원인을 살펴보니 12장부가 긴맥(緊脈)이 많고 아픈 데가 여기저기 너무 많았다. 긴맥이 많다는 것은 온몸이 긴장돼 있다는 뜻이고, 오장도 육부도 긴맥이 많은 걸 봐서는 영육(靈肉)이 모두 힘든 사람이란 뜻이다. 맥파의 본맥 모양이 일정 폭으로 벌어짐이 없이 거의 붙어 있다시피 한 것이 긴장된 맥의 특징이다. 누군가 화가 났을 때 "뿔났다"라는 표현을 쓰는데, 심장맥과 소장맥을 보면 마치 뿔처럼 위로 떠 있다. 스트레스로 인해 육체적으로 긴장돼 있고, 춥고 힘이 달리는 걸로 봐서 이 환자는 집에만 있는 가정주부는 아니고 일을 해야 먹고사는 사람이다. 이럴 때 나는 반드시 직업을 물어본다. "나이는 30대지만 50대 초반의 맥 같네요. 뭐하는 분인데 이렇게 엉망인가요? 손댈 데가 너무 많네요."

환자는 자녀가 둘이 있고 두 번의 출산 모두 제왕절개를 했으며, 일과 육아와 살림을 병행하는 워킹맘이었다. 30대는 회사에서도 일이 가장 많을 나이대라서 육체적으로 힘들다. 거기다 집에 오면 아이도 돌봐야 하고 가사 일도 해야 하니까 스트레스는 심하고 몸은 힘들 수밖에 없다. 어쩔 수 없이 맞벌이는 해야 하는데 현실에서 남편은 도와주지 않는다. 실제로 남자들은 여자 입장을 잘 모르니까 같이 버는 건 좋지만 집에서 가사나 육아 일을 분담하는 건 싫어하니까 워킹맘은 스트레스가 심하다.

환자가 호소하는 건 수족저림, 소화불량, 가슴통증이었지만, 사실은 스트레스가 많은 우울증 환자였다. 맥을 보니 기관지에 가래도 있어 보였는데 매핵기(梅核氣) 증상이 있다고 했다. 매핵기는 목에 뭔가 걸린 것 같은 느낌이 드는 증상으로 담음(痰飮) 증상 중 하나다. 정신적인 원인으로 기가 제대로 운반되지 못하고 목에 맺혀서 뭉쳐 있는 것이다. 『동의보감』에서는 "뱉으려 해도 나오지 않고 삼키려 해도 넘어가지 않는다"고 표현했다. 이밖에도 방광맥을 보니 허리 디스크(추간판탈출증)가 있었고, 담낭맥을 보니 십이지장에 염증이 있었다.

"스트레스가 많아서 맥도 긴장해 있네요."

맥에서 마음의 병을 살펴볼 때는 심장을 중심으로 오장을 살핀다. 한의학적 병인을 한 마디로 하면 육음칠정(六淫七情)인데, 그중 칠정은 마음의 병을 살필 때 원인으로 작용하는 것들이다. 외부의 어떤

[그림 30] 극심한 스트레스가 있는 환자

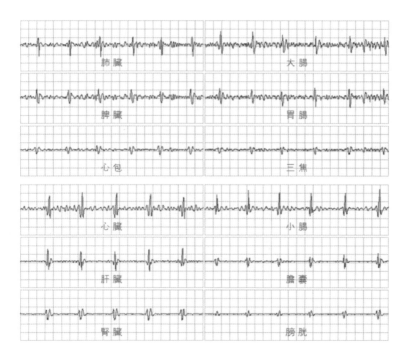

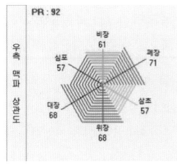

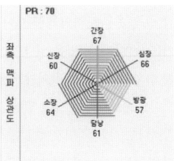

자극에 대해 마음이나 의지가 반응하는 것이 칠정이다. 생각지도 못한 일이 갑자기 일어나거나 자극이 극렬하거나 오랫동안 자극이 지속되는 경우에는 인체에서 기혈의 기능 활동이 어지럽혀져 질서가 깨진다. 음양의 밸런스가 무너지면서 질병의 싹이 되는 것이다.

송나라의 진무택은 자신이 쓴 책에서 "칠정은 사람의 정상적인 본성이지만, 그것이 동하게 되면 먼저 장부의 울결(鬱結)이 발생한다"라고 설명하고 있다. 칠정은 질병에 이르는 양상이 육음과는 다르다. 육음은 피부, 입, 코 등으로부터 시작해 바깥에서 안으로 병이 침투하는 양상이기 때문에 초기에는 오한, 발열, 두통 같이 겉으로 드러나는 증상이 나타난다. 그러나 칠정은 직접적으로 내장을 상하게 하며, 기능적인 영향을 미치고, 상태를 급격히 악화시킨다.

맥진에서 병인으로 마음의 상처를 찾고자 할 때는 심장맥과 간장맥을 가장 먼저 본다. 심장맥에서는 마음에 돌이 박힌 것, 불안, 걱정, 근심, 노심초사하는 것, 화병, 속울음, 속이 부글부글 끓는 것, 극심한 스트레스 등이 확인되고, 간장맥에서는 분노, 억울하고 속상함, 우울증 등을 확인할 수 있다. 환자들이 처음부터 마음 아픈 이야기를 털어놓는 사람은 없다. 그러나 맥파를 보고 해석해주면 "어떻게 아셨어요?" 하면서 이야기를 시작한다. 딸이 1억 원을 가져가서 주식으로 날렸다는 사람, 남편 없이 시어머니를 모시는데 성질이 괴팍하다는 사람, 자녀가 사망한 경우, 파킨슨병인 부인을 간호하느라 잠을 못 자는 남편, 남자친구랑 헤어진 후 심장맥이 가라앉은 젊은 여성, 형제자매가 자살한 현장을 목격한 사람, 기진맥진한 사람(폐와 심장맥) 등 마음에서 시작되어 몸이 아픈 환자 이야기는 아주 많다.

사례의 환자는 아직 30대인데도 극심한 스트레스, 노심초사, 불만, 짜증, 신경질이 쌓이면서 십이지장에 염증이 생긴 것이다. 맥을 보면 몸은 춥고 무거운 데다 피곤하고 지쳐 있다. 한의원에서 볼 수 있는 극심한 스트레스의 대표적인 맥이다. 손발 저림이 있는 것도 산소가 부족하고 기가 안 돌기 때문이다. 비유하자면 불빛이 밝아야 되는데 그렇지 못하고 깜박깜박거리는 것이다. 전기량이 적어서 혈이 안 돌기 때문이다. 손발 저림은 폐장맥에서 볼 수 있는데, 심장이 영양을 온몸에 전달한다면 폐는 산소를 공급한다. 기와 혈이 말단까지 돌지 않으니까 저런 것이다. 정도의 차이가 있을 뿐 쥐가 자주 나는 것, 손발이 비틀리는 것, 하지불안증후군 등도 같은 원리다.

여자분 중에는 손발이 저려서 오는 사람이 많다. 다리가 더 저리다는 사람도 있고 손이 많이 저린 사람도 있다. 대부분의 환자는 손이 저리면 경추디스크, 다리가 저리면 허리디스크라고 알고 있다. 물론 그게 맞는 경우도 있지만, 다 맞진 않기 때문에 방광맥을 보면서 확인해야 한다. 이 환자는 허리가 삐뚤어졌고 허리디스크도 있다. 목은 물론 어깨까지 굳었다.

이 환자는 육이 말라붙었고, 혈장부도 말라붙었다. 예전부터 속을 썩이는 자식에게 "엄마가 너 때문에 피가 마른다"라는 말을 썼다. 그처럼 한의원에서는 심장맥의 진동수가 높고 피가 마르는 환자들을 많이 볼 수 있다. 극심한 스트레스와 노심초사는 가슴앓이를 만들어내고 속쓰리고 아픈 증상으로 이어진다. 부부 장기로서 심장이 왕이고 폐가 왕비라면 소장은 심장의 연인으로 표리 관계로서 영향을 받는다. 연인 사이는 결혼하기 전까지 죽고 못 사는 사이라서 자극을 받으면 같이 상처를 받는다는 걸 떠올리면 이해가 될 것이다.

맥의 방향을 보면 혈장부는 올라가 있고 기장부는 내려가 있다. 육은 처지고 영은 치솟는다. 스트레스와 분노가 극심하기 때문이다. 이분은 가정적으로 행복하지 않고, 피가 마른다. 육은 마르고, 사는 게 힘든 사람이다. 맥을 보는 순간 편히 쉬는 사람이 아니었다. 머리와 팔다리가 괴로운 사람이다. 목에는 가래가 딱 붙었고 몸은 춥고 처진다. 수족저림, 소화불량, 대장 용종, 우울, 기관지 가래 등 성한 데가 하나도 없다. 이 환자는 나이는 젊지만 굉장히 병치레가 많고 아픈 데가 많은 사람으로, 흔히 말하는 "온몸이 종합병원"이다.

맥진을 오래 보다 보니 '건강하고 행복한 사람이 많이 없구나' 싶은 생각이 든다. 그 이유는 결혼하는 순간부터 신경써야 할 사람이 늘어나기 때문은 아닐까 싶다. 남편은 아내와 자식을 신경써야 하고, 아내는 남편과 자식과 시부모를 신경써야 한다. 부부 사이의 만족이 깨지면 그 영향과 감정은 자식에게까지 대물림되기도 한다. 그래서 인간은 혼자 있을 때 제일 용감하다. 남들 신경쓰느라 눈치 볼 필요도 없고 화가 나서 신경질을 내도 뒷감당은 혼자 하면 된다.

이 환자는 상담만 하고 갔지만, 기혼 여성의 경우 남편과 함께 다시 내원해서 맥진을 해볼 것을 권하는 경우가 많다. 아내는 남편의 상태를, 남편은 아내의 상태를 이해하도록 돕기 위해서다.

아프진 않지만
심장이 추운 사람들

한의학에서 맥진을 하는 것은 병명을 찾기 위한 것이 아니다. 병을 앓으며 나타나는 여러 증세들의 병리적인 원인을 찾는 것이 목적이다. 서양의학에서 엑스레이, MRI, CT 등은 진단의 키가 되듯이 한방의 맥진은 증후를 구별하고 진단하여 처방을 하는 데 중요한 키가 된다.

맥진은 건강한 사람과 질병이 있는 사람을 구분할 수 있기 때문에 환자 입장에서는 맥진검사를 한의학적 건강검진으로 활용할 수 있다. 또 모든 질병을 전신 질환 관점에서 간단하게 자주 체크할 수 있다. 몇 분이면 검사가 끝나고 의료보험이 되기 때문에 매달 맥진검사를 한다고 해도 시간적, 비용적 부담이 없다. 건강할 때 맥진검사를 해서 맥동과 맥파를 체크하고 결과지를 보관해놓고 있다가, 컨디

션이 좋지 않을 때 다시 맥진검사를 하면 정상맥과 비교함으로써 몸의 이상을 확인할 수 있다.

환자 중에는 조직이 병든 사람이 있고, 기능이 문제가 있는 사람이 있다. 외과적 수술이나 조직의 질병에 대한 치료는 서양의학이 뛰어나다. 한의학이 뭐든지 뛰어나다고 말하고 싶지는 않다. 한의학은 조직보다는 기능의 문제에 탁월하며, 군이 서양의학의 분류로 말하면 내과적 치료에 뛰어나다고 보면 될 것이다.

기능상의 병은 한의학적으로 설명하면 허실을 뜻한다. 가정의학과 전문의들이 요새 많이 배우고 있는 기능의학과도 비슷하다. 조직의 문제는 반드시 고쳐야 하지만, 기능상의 문제는 어느 정도 정상에 가깝게 만들어놓고 환자가 불편하지 않으면 된다. 물론 돈과 시간이 많은 부자들은 완벽해질 때까지 치료할 것이다. 이 부분은 자동차 수리와 같다. 굴러가는 데 지장 없으면 그냥 쓰지만 기질상의 문제가 있으면 부속을 바꿔야 한다. 기질상의 문제는 모양, 조직 등 외형상의 변형이 있는 경우다. 찢어졌거나 곪았다면 반드시 고쳐야 한다. 기능상의 문제는 얼핏 겉으로 보기엔 이상 없어 보이지만 허실이 있는 것이다. 견적이 이렇게 나왔는데 1급 수리로 할 것인가, 2급 수리로 할 것인가 하는 선택을 해야 한다. 돈을 많이 쓰지 않을 것이라면 2급 수리를 선택해도 큰 지장은 없다.

"힘들어도 마음의 위로를 받아요"

우리 한의원에는 건강검진 차원에서 맥진검사만을 위해 내원하는 사람들이 가끔 있다. 어느 날은 친구로 보이는 50대 중반의 여성들이 찾아왔다. 그중 한 여성은 제주도에 있는 카지노에 근무하고 있다고 했다. 딜러로 일하는 것은 아니고 화장실 청소해주고 재떨이 비워주고 하는 업무라서 월급은 많지 않다. 슬하에 아들 둘을 키우고 있는데, 남편이 암으로 오랜 기간 고생하는 바람에 돈도 많이 쓰고 집까지 팔게 되고 지금은 전세에 살고 있다고 했다.

맥을 살펴보니 육은 힘들지 않은데, 우울증의 전형적인 맥이었다. 심장이 춥고 마음에 깊은 상처로 울고 있는데 오래 됐기에 질문을 던져보니, 남편 이야기를 꺼낸 것이다. 남편과 부부관계가 좋았던 이분은 남편을 살리려고 돈도 엄청 많이 썼지만, 결국 먼저 세상을 떠나고 말았다. 그렇게 남편을 보내고 나서 6개월 동안 남편의 물건을 하나도 못 치우고 맨날 울었다고 한다. 남편의 물건을 그대로 두었으니 남편 생각은 더 날 것이다.

맥을 보면 찌글거리는 게 하나도 없이 깨끗하다. 영육이 깨끗하다는 건데, 그건 가난하게 살지 않았다는 뜻이다. 자녀가 한 명은 고등학생, 한 명은 대학생이어서 남편을 떠나보낸 뒤 벌이는 필요해서 카지노에 다니고 있었다. 그런데 그 와중에 호스피스 병원에 다니면서 봉사활동을 하고 있었다.

"혹시 아픈 곳이 있냐"고 물었더니 아프지 않단다. 맥을 보니까 실제로 아픈 데는 없고 딱히 증상도 없는데, 소개를 받고 맥진을 한

[그림 31] 전형적인 우울증의 맥

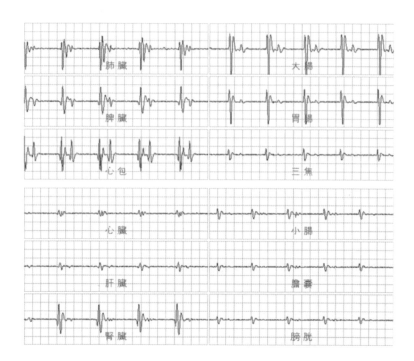

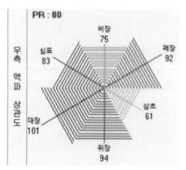

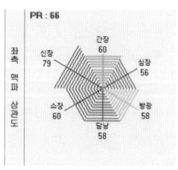

번 보고 싶어서 친구 따라 찾아온 것이었다. 그 나이에 재혼하려면 할 수도 있고 좋은 남자 만나면 되지 않냐고 했더니, "저는 그럴 생각 없어요. 지금도 남편 생각나서 맨날 울어요" 한다.

얼굴 봐서는 전혀 아픔 있는 사람인지 못 느끼겠는데, 맥을 보니 이 사람의 상황을 이해할 수 있었다. 영육이 깨끗한 가운데 마음속 우울이 있고 울고 있는 맥이었다. 여자는 옆에 있는 남편, 남자는 옆에 있는 아내가 삶에 큰 영향을 미친다. 특히 사랑하는 사람이 세상을 떠난다는 것은 엄청난 고통이다. 그 고통 속에서도 호스피스 병원에서 봉사까지 한다는 건 마음이 참 착한 사람인 것이다. 돈 받고 하는 게 아니라 봉사하러 간다길래, "왜 마음도 힘든데 거길 가냐"고 물었다. "위로 받습니다" 하고 대답하는 것이 남편 생각이 나서 봉사를 다니는 것 같았다.

엄마 아빠가 행복하면
아이도 행복하다

칠정으로 인해 내상(內傷)이 생기면 기혈의 정상적인 순행이 방해를 받아 오장육부의 기능이 떨어지고 나중에는 증상과 질병으로 발현될 수 있다. 나이가 중장년층 이상인 사람이라면 아이들에게 지나치게 공포심을 조장하거나 깜짝깜짝 놀라게 하지 말라는 이야기를 들어본 적이 있을 것이다. 외부 자극이 심할 때 어른이라면 견딜 수 있어도 아이는 제대로 버티지 못해서 오장육부의 바른 성장에 걸림돌이 될 수 있다.

맥을 볼 때 칠정은 오장(간, 심장, 비장, 폐, 신장)에서 관찰한다. 외부 환경을 극복할 수 있는 힘이 얼마나 있을지도 오장을 보고 판단할 수 있다. 용기는 혼이 있는 간에 있으며, 기백은 폐에 있다. 배짱, 용기, 의지, 추진력 등이 어떤지 맥을 보면 파악할 수 있다. 맥을 보고

"너는 운동선수 하면 돼"라고 말하면 처음 듣는 엄마 입장에서는 영문을 몰라 어리둥절해한다. 골격도 좋고 근육량도 많은데 맥을 보니 배짱, 용기, 기백이 모두 좋으니까 그런 말을 한 것이다. 어떤 엄마는 일부러 아이를 데리고 오기도 한다. "우리 애가 운동선수인데 선생님 보시기에 계속 운동을 시켜도 되겠습니까?" 하고 맥진 상담을 청해오는데, 성격적인 기질이 뒷받침되지 않는구나 싶으면 "그냥 인문계로 보내세요"라고 의견을 말하기도 한다.

어린이는 맥을 보면 성격을 쉽게 알 수 있다. 어른은 사회생활을 하면서 감추기도 하고 환경에 맞게 적응하기도 하지만, 아이들은 속이지 못하고 감정 발달이나 적응력이 아직 약한 상태다. 그래서 맥파를 해석할 때 어린이의 맥은 어린이에 맞는 해석을 해야 하고, 똑같은 맥이라도 어른이라면 어른의 삶에 맞는 해석을 해야 한다. 예를 들면 간장맥에 긴맥이 나왔다면 5세와 50세는 해석이 다르다. 50세의 긴맥이라면 불만, 짜증, 욕구불만 상태다. 여자는 대표적으로 성생활에 대한 욕구불만을 체크해봐야 하고, 남자는 사업 실패, 부도, 돈 떼이는 것 등 그 나이에 맞는 상황들이 있다. 아이들은 엄마 아빠가 무섭게 했거나 과부하를 주는 것이 긴장한 맥의 원인이다. 그래서 맥진을 잘하려면 문리가 트인 사람이어야 한다고 말한다. 아이든 어른이든 남자든 여자든 "불만이 있네요" 하는 말은 그저 단순한 사실이다. 깊이 있는 해석을 하기 위해서 때로는 엄마, 아빠, 형제의 맥진검사를 권하기도 한다.

『이명 한의학』이라는 책에서 갑작스럽게 이명이 생긴 중년 여성의 사례를 이야기한 적이 있다. 후배 한의사가 환자의 맥진 결과지를 봐 달라고 내게 보냈는데, 뭔가 불만이 있지 않은지 확인해보라고 조언했다. 환자와 다시 상담을 한 결과 이명이 들린 것은 자동차 때문이었다. "빨간 자동차를 사고 싶다"는 말을 남편이 안 들어줘서 화딱지가 났던 것이 이명의 원인이었다. 아마도 단순히 빨간 자동차만의 문제가 아니라 아내의 일에 대해 아내의 취향을 무시하고 남편이 20, 30년간 마음대로 해왔던 것이 쌓였다가 폭발한 것이라고 해야 정확할 것이다.

아이들도 가정이 행복하면 12장부의 맥이 위로 뛴다. 밝고 명랑하며, 나대고 가만히 앉아 있지 못하는 경우도 있다. 전반적으로 맥이 밑으로 내려가는 경우에는 아이들이 움직이질 않고 말을 안 하는 것이 특징이다.

맥을 보니 아이도 엄마도 울고 있었다

현대에는 정신적 질환에 해당하는 질병이 예전에 비해 늘었는데, 아이들의 경우에도 마찬가지라서 ADHD(주의력결핍과잉행동장애)를 진단받고 온 아이들도 가끔 만난다. 이럴 때는 병명에 신경쓸 것이 아니라 한의학적으로 병인을 찾고 처방을 하면 치료율이 훨씬 좋다.

속초에 산다는 7세의 남자아이가 엄마와 내원했다. 아이는 진료실에서 가만히 앉아 있지 않았으며, 왕성한 호기심을 보였다. 맥진기를 보고는 "이거 얼마예요?", "저도 할 수 있어요?" 질문을 많이 했고 이것저것 만져보느라 정신을 산란스럽게 했다. 아이는 엄마에게도 질문이 많았는데 머리는 영특해 보였다.

맥진검사 결과를 보니 어린아이인데도 마치 어른의 맥파처럼 영육이 말라붙은 모양새였다. 한의학적으로는 조증(燥症)이라고 한다. 기분이 항진되어 흥분되는 상태인 조증(躁症)이 아니라, 물기가 말랐다는 뜻의 조증이다. 마음이 안정되지 않고 쉽게 부산스러워진다는 특징이 있어 가만히 있지를 못한다. 맥을 보면 심장이 새까맣게 때가 껴 있고 간장은 울고 있으며 머리는 안정되지 못하고 위아래 폭이 넓다. 어린이인데도 심장과 간장에 피가 메말라가는 것은 마음이 안정돼 있지 않은 것이다. 아이에게 나가서 텔레비전 보고 있으라고 하고 엄마와 한참 이야기했다. 오랫동안 다른 곳에서 치료를 여러모로 했다는데 '그 과정에 엄마도 굉장히 힘들었겠구나' 싶었다.

[그림 32]의 맥파를 보면 아이의 부산스러움이 맥파에도 포착돼 있다. 맥진검사를 하면서 아이가 장난치고 흔들어서 중간에 맥이 흔들린 부분이 나타나 있다. 엄마는 치료가 영 안 되면 특수학교에 보내는 것도 고려하고 있다고 했다.

맥진 상담을 위해서 참고로 엄마도 맥진검사를 했는데, 심장맥에는 상처가 박혀 있고 간장맥은 울고 있었다. 마음이 춥고 내려앉아 있고 머리도 즐겁지 않은 것이 그동안 아이 때문에 굉장히 힘들었던 것이 짐작되었다. 나중에는 할머니도 따라와서 "손자 좀 잘 돌봐 달라"고 부탁하셨고, 아이 아빠도 다녀갔다. 아이 아빠는 외과 의사인데 정신과 의사인 누나와 상의했다고 한다. 의논한 결과 한방 치료를 해보자고 결론을 내렸다고 한다. ADHD에 정신과 약을 쓰면 차분해질지는 모르겠지만 무기력해지면서 오히려 머리가 나빠질 수

[그림 32] ADHD 진단을 받은 아이의 사례

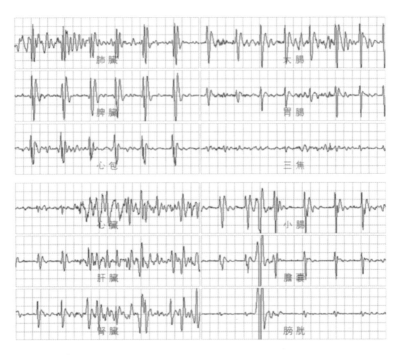

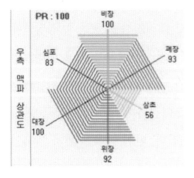

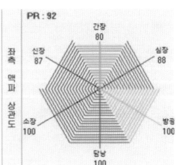

있고, 정신과 기록이 남는 것도 아이에게 좋지 않으니 심사숙고했다는 것이다.

아이는 한약을 먹고 뇌파 치료를 병행해서 많이 안정이 됐고 훨씬 차분해졌다. 지금도 2, 3개월에 한 번씩 와서 맥진검사를 하면서 치료하고 있고, 일반 초등학교에도 들어갔다.

엄마의 욕심과
아이의 희망이 충돌할 때

우리 한의원에는 중학교 2, 3학년, 고등학교 2, 3학년의 학생들이 부모와 함께 오는 경우가 많다. 아이가 공부를 잘 했으면 좋겠다는 희망 때문이다. 공부 잘하는 아이들의 맥을 보면 그다지 편안하지만은 않다. 거의 다 맥이 작고 바짝 말라들어가는 모양이다. 끊임없이 머리를 쓰기 때문인데, 시간에 쫓겨 밥도 제대로 못 먹고 잠도 못 자면서 공부하는 아이들은 피곤해서 절절 매는 경우가 있다. 그런 아이들에게 공진단을 먹이면 지치지 않고 공부할 수 있다. 그래서 "누구네 집 아이가 공진단 먹고 서울대를 갔대", "미국 아이비리그로 대학교를 갔대" 하는 소문을 듣고 오는 사람들이 가끔 있다.

"누가 공진단 먹이면 공부 잘한다고 그러던데요"라고 말하면 나는 맥진검사부터 하자고 한다. 약효가 필요한 곳에 제대로 발휘되려면 그 사람의 상태를 우선 알아야 하기 때문이다. 특히 비장맥을 보면 공부를 잘하는 아이인지 공부를 못하는 아이인지 금세 알 수가 있다. "이 아이는 공진단 먹이면 안 됩니다. 공진단 먹이면 맨날 야동 보고 자위행위할 겁니다." 이렇게 말하는 경우도 있다. 돈을 벌겠다는 마음만으로 의사가 약을 남발하면 약효는 엉뚱하게 발휘될 수도 있다. 그래서 부모는 아이가 가진 고유한 본성을 파악하고 이해해줘야 한다. 아이를 부모의 욕심이나 욕구에 맞춰 짜맞추고 있는 건 아닌지 생각해봐야 하지 않을까.

고등학교 1학년이라는 남학생이 급성 중이염으로 내원한 적이 있다. 항생제를 먹으면 농이 가라앉는데 아물었다가 농이 다시 생기는 일이 자꾸 반복된다고 했다. 2개월 동안 고생하다가 지인에게서 한약을 한번 먹어보라는 말을 듣고 소개를 받아서 왔다고 한다. 중이염을 나타내는 맥파 모양이 따로 있는 건 아니다. 그렇지만 맥을 보면 귀에서 왜 농이 아물지 않고 염증이 반복되고 있는지 한의학적으로 설명하는 건 가능하기 때문에 치료는 잘 된다. 이 환자는 평소에 코도 안 좋았던 걸로 보인다.

귀를 들여다보니까 물이 질질 나고 있는 상태였다. 항생제도 먹고 주사도 맞는데 깨끗하게 낫지를 않으니까 얼마나 불안하고 답답했을까 싶었다. 반복되는 중이의 염증을 없앨 수 있는 한약으로 처방해주고 맥진 결과도 설명해주면서 상담을 했다.

"꼼꼼한 성격인데 진로 선택 잘 했네요"

고등학생들이 제일 많이 고민하는 것은 진로 문제다. 중이염을 떠나서 도움이 될 수 있는 이야기를 해주고 싶었다. 맥을 봤을 때 이 아이는 굉장히 꼼꼼한 사람이었다. 형상의학에서는 남자이지만 여성스러운 성격을 따로 분류하는데 바로 그런 경우였다.

어느 고등학교를 다니냐고 물었더니 기술고등학교에 다닌다고 해서 나는 반기면서 말했다. "참 잘 선택했다. 너는 성격이 꼼꼼하고 예민하고 여성스러운 경향이 있기 때문에 예술, 음악, 기술, 컴퓨터, 이런 쪽으로 진로를 정하는 게 나을 거다. 어른으로 말하면 철저한 성격이다." 그랬더니 동행한 엄마가 "안 그래도 기술고등학교 졸업하면 취직할 거예요"라고 했다. "너는 성격과 성품에 맞는 걸 택했으니 잘했다. 엄마도 잘하셨네요"라고 나는 덧붙여 말했다.

이 아이가 중이에 염증 현상이 반복되는 것은 먼저 염증을 물리치는 면역력과 저항력이 약하다는 뜻이다. 중이염이라고 해서 소염제, 항생제만 처방하면 그것은 한의학이 아니다. 귀는 12장부 중에 신장이 담당한다. 신장에 물기가 없거나 바짝 말랐거나 열이 펄펄 나면 염증이 온다. 실제로 맥을 살펴보면 춥고 물기가 다 메말라버렸다. 한의학에서 똑같은 병을 다루는데 엉뚱한 곳을 치료하고도 병이 낫는 경우가 있을 것이다. 한의학은 증상이 있는 그곳에서 째고 빼고 붙이는 것으로 치료하는 것이 아니다. 귀에 영양을 주는 장부가 어딘지 그곳을 병을 일으킨 범인으로 놓고 그 뿌리를 치료해야 재발을 막을 수 있다. 한의사여도 그걸 생각하지 않고 염증 처방만 하면 우선은 좋아질지 모르지만 결국엔 치료 수준이 달라진다. 이것이 바로 한의사들이 다양하게 처방 공부를 지속하는 이유이며, 사상방, 체질방 등 학파들이 많이 생겨나는 이유다.

이 아이는 심장이 바짝 타고 간장이 바짝바짝 메말랐다. 남자아이지만 굉장히 여성스럽고 꼼꼼하다고 해석할 수 있다. 심리적으로 안정이 안 돼 있고 긴장된 상태가 계속되니까 열이 나고 염증이 안 낫는 것이다. 피부의 경우에도 메마른 환경이면 열이 나고 상처를 잘 입는다. 말랑말랑하면 탄력이 좋지만 물기가 없으니까 탄력이 없어서 자꾸 재발되는 것이다. 환자가 똑같은 증상을 갖고 왔는데도 한의사의 내공에 따라 치료가 달랐다면, 침에서도 약에서도 핵심을 찌르는 지점이 다르다는 이야기다. 그것이 실력 차이를 말해준다. 개인별 내공이 다르다는 점은 사실 병원 의사들도 마찬가지이긴 하지만 말이다.

환자의 진액이 바짝 말랐다는 건 성격적으로 굉장히 꼼꼼하다는 뜻이다. 이 아이는 진료실에서도 치료실에서도 입 한 번 뺑긋 안 하는 내성적이고 말이 없는 아이였다. 침을 찌를 때도 아프다고 말도 안 하는 성격이다. 처음부터 끝까지 한 마디도 안 하고 치료를 끝내고 나가는 아이다. 엄마는 굉장히 밝고 말도 많이 하는데 엄마의 말이 "아들 성격이 아빠랑 똑같다"는 것이다. 부부는 반대로 많이 만나니까 그럴 수 있다.

아빠 닮은 그 성격을 바꿀 수는 없다. 아이는 병이 와도 말을 안 하고 있다가 깊어질 대로 깊어진 다음에 "엄마 아파" 이렇게 한 마디 할 것이다. 그러니 치료도 속도가 느렸을 것이다. 성격상으로는

[그림 33] 꼼꼼한 성격의 남자아이 사례

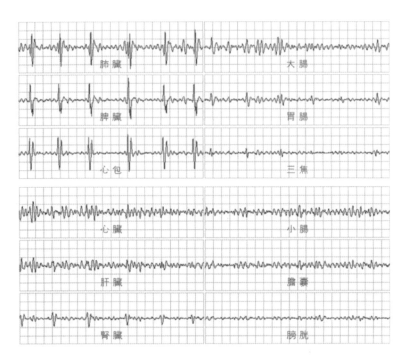

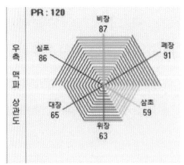

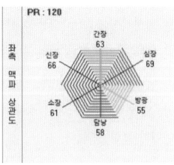

야단법석 떨면서 아픈 곳을 다 말하는 사람이면 금방 치료한다. 참을 만큼 참았다가 "엄마, 나 귀에 물이 나" 이러는 성격이라는 점을 치료할 때 참고하면 좋을 것이다. 성격에 따라 병의 경중이 어떻게 진행됐는지 예상할 수 있다. 생활 환경, 성격, 습관 등은 진단에 중요한 정보가 되고 그 결과 처방은 세밀해진다.

총명탕을 먹였는데 왜 성적이 안 오를까

청소년 자녀를 둔 부모의 가장 큰 소원은 자녀가 공부를 잘하는 것이다. 착하고 바르게 크는 것도 중요하지만, 공부를 잘하길 소망하기 때문에 학원에서 상담을 한다. 그런데 부모 입장에서는 자식에 대해 다 알지 못한다. 부모들은 의대, 법대만 좋아하는 경향이 있는데 맥을 보면서 깨달은 건 사람은 타고난 것이 있다는 것이다. 공부가 잘 맞는 아이들은 맥에서 표시가 난다.

"넌 뭘 좋아하니? 농구 좋아한다고? 그런데 농구선수를 하기에는 체격 조건이 안 맞아. 맥을 보니 허리가 너무 부실해서 힘들겠어." 이렇게 말하면 엄마도 아이도 이해를 한다. 맥을 보면서 상담하면 부모보다 아이들이 더 좋아한다는 걸 느낀다. 엄마는 무조건 공부하라 그러는데 이곳 진료실에서는 "인생에서 공부가 최고는 아냐"라고 하니까 위안을 얻는 것이다. 아이들은 "제가 하고 싶은 거 하고 싶어요"라고 하는데 엄마 아빠가 안 들어주는 상황이면, 아이를 잠시 내보내고 부모와 한참 이야기하기도 한다.

자식은 부모의 소유물이 아니다. 하느님이 주신 선물이기 때문에 행복하게 해주는 것이 부모가 할 일이다. 엄마는 학교 다닐 때 그렇게 공부해본 적이 없으면서 아이한테 혹독하게 공부를 시키는 경우에는 "엄마가 똑같은 스케줄로 공부해보세요. 학교 다닐 때 몇 등 하셨어요?"라고 묻는다. 물론 공부를 잘할 만한 아이에게는 그렇게 말하지 않는다. 이 모든 것이 가능한 이유는 40년 가까이 임상 경험을 하면서 맥진으로 아이의 성향을 정확하게 파악할 수 있게 되었기 때문이다. 그래서 경우에 따라서 "너는 공부가 체질이 아니야"라는 말도 한다. 엄마는 그걸 모르고 총명탕이니, 공진단이니 먹이려고 하는 경우도 꽤 있다. "그거 먹이면 애는 발기돼서 안 됩니다" 하고 엄마한테 대놓고 이야기한다. 엄마 아빠가 원하는 것 말고 "너는 뭘 하면 가장 행복하니?" 그것부터 물어보라고 권한다. 그게 자식 사랑일 테니 말이다.

그런 이야기를 들려주면 아이 표정이 바뀐다. 어떤 아이들은 엄마 아빠 앞에서 박수를 치는 경우도 있다. "선생님은 아는데 엄마는 왜 나한테 공부만 하라 그러고 학원을 5개나 보내?" 이런 경우도 있다. 왜 현대인들이 정신적 질환이 많을까 생각해보면 우리 사회의 가치 기준이 물질적으로 많이 바뀌었기 때문이다. 입시에서는 '의대 공화국' 이야기까지 나오고, 무조건 1등에 잘 벌고 잘 사는 것이 가장 중요하단다. 그 속에서 현대인들은 머리가 복잡해질 수밖에 없다.

꽁한 남자,
여성스러운 남자

『황제내경』에 "진찰을 잘하는 사람은 안색을 살피고 맥을 짚어 먼저 음양을 분별하고 청탁(淸濁)을 살펴 병이 난 곳을 알며, 숨이 가쁜지를 보고 목소리를 들어 아픈 곳을 안다"고 했다. 한의학에서의 진단은 맥진(절진)을 기본으로 해서 환자에게 증상을 물어서 파악하는 문진(問診), 숨소리, 기침, 음성 등을 듣고 질환의 속성을 파악하는 문진(聞診) 등이 있다. 문진(聞診)과 문진(問診)은 음이 같아서 헷갈릴 수 있는데, 한자를 보면 다르다. 여기에 안색, 몸짓 등을 살펴보는 망진(望診)까지 더하면 한의학적 진단을 뜻하는 망문문절(望聞問切)이 완성된다.

외모적인 형상만 보고도 진단을 하는 형상의학에 정통한 한의사는 사람을 보자마자 증상을 꿰뚫는 경우가 많다. 언젠가 지인 중 한

명이 나를 보자마자 "무릎 아프네"라고 말을 꺼냈다. "말도 안 했는데 어떻게 알아?" 하니까 들어올 때부터 알았다고 한다. 걸음걸이를 보고 알아챈 것이다. 망문문절을 초월하면 형상을 보고 과거를 읽는 사람도 있다. 재물 운이나 시험 운까지 예측하고 일찌감치 다른 걸 하라며 권하기도 하는데, 그 정도 경지에 이르려면 도를 닦듯이 내공이 쌓여야 제대로 정통할 수 있다. 사람 읽는 법을 배우는 것이다. 그런 것들에 앞서 맥진은 기본이 되는 것이면서 망진, 문진(聞診), 문진(問診)에서 얻은 정보를 더해 질병의 발병과 원인을 확진하는 수단이다. 진단을 제대로 하지 않고서는 의학이 제대로 설 수 없다. 더군다나 한의사는 한의학 고유의 정체성을 유지하지 않으면 존재 의미가 모호해진다.

『난경(難經)』에는 한의학의 4가지 진단(망문문절)에 대해 "맥을 짚어 진찰(切脈)해서 아는 자는 기교가 있는 사람(巧人)이요, 물어서(問診) 아는 사람은 장인(工人)이요, 들어서(聞診) 아는 사람은 성인(聖人)이요, 보고 아는 사람은 신인(神人)"이라고 했다. 이것은 맥진이 가장 기본적인 기교임을 말한 것이다. 기본이 없이 망진으로 점프해서 모든 걸 알 수 있다는 건 이상한 말이다. 맥진이라는 기본 토대 없이 환자에게 증상을 묻고(問診) 소리를 듣고 기색을 살펴 알겠다는 것은 사실 고수가 아닌데 고수인 척하는 것과도 같다. 대들보도 깔지 않고 집을 올리면 당연히 어느 순간 우르르 무너진다. 맥이라는 기본을 탄탄히 하고 문진(聞診)과 망진(望診)에 통달하면 환자가 진료실 문을 열고 들어오는 모습을 보기만 해도 환자가 말하기 전에 알 수 있는 경지에 다다를 수 있다. 한약과 침법은 천 년 세월을 넘어 임상이 쌓인 방법이라 좋은 치료법일지 몰라도 애초에 진단에 오류가 있으면 치료가 잘 될 리가 없다. 한의사는 먼저 맥진으로 오장에서 울부짖는 하소연을 들을 수 있어야 한다.

남자여도 여성스럽다면 치료가 다르다

인천에서 왔다는 69세의 남성이 이명이 들려서 아내와 함께 내원했다. 키가 크고 덩치도 좋은 데다가 잘 생긴 외모의 남자였는데, 차분하고 과묵한 성격에 점잖아 보이는 사람이었다. 오른쪽이 조금 더 심한 이명인데 병원에서 보청기를 권해서 끼다가 두 달 전에 오른쪽 보청기를 잃어버린 후에 그냥 양쪽 다 안 끼고 있다고 했다.

그는 외형이 남자답게 생겼지만 사실은 여자 같은 성격의 소유자로 보였다. 맥을 확인해보니 육부(육체)는 대체로 깨끗했지만, 오장(영혼)은 그렇지 못했다. 간 떨어진 간장맥에 심장은 상처 입고 울고 있었다. 12장부가 맥이 내려와 있는 걸 보면 남자는 음인(陰人)이었다. 대화를 해보니 외적으로만 보면 비즈니스하는 사장 스타일이었지만, 맥상으로는 큼직한 대(大)맥이 많은 걸 보니 마음이 여리고 강단이 없는 사람이다. 게다가 혈장부가 말라 있는 걸 보니 감정적으로 섬세한 사람이다.

이 환자의 맥을 보면 마음을 졸이고 속상해하고 조그만 것에도 민감도가 높다. 간과 담낭을 보면 담대하지 못하다. 동행한 아내를 보니 동글동글하니 생글생글 웃고 있는 밝은 사람이다. 환자는 치료실

[그림 34] 감정적으로 섬세한 남자의 맥

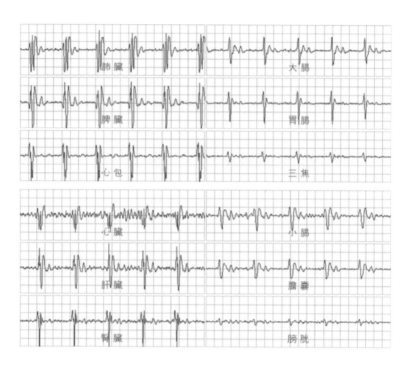

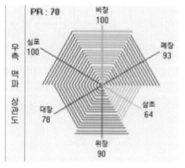

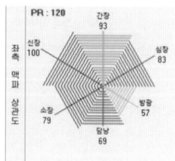

에 먼저 가 계시라고 하고 아내와 상담을 했다.

"남편의 맥을 보니 울고 있는데 왜 우냐?"고 물었더니 아내는 이야기를 들려주었다. 남편은 주식을 해서 소위 말해서 크게 말아먹었고 손실금은 3번 합해서 20억 원이라고 했다. 게다가 지난해 겨울 아버지가 돌아가신 후 더욱 소심하고 말이 없어졌단다. 효자 남편이라 6개월간 아버지 병간호를 하느라 매일 병원을 다녔다고 한다. 아버지가 돌아가신 것도 충격이었는데, 자녀들 앞에서 아내가 "앞으로 또 주식할 거면 이혼하자"고 말했더니 큰 충격을 받고 우울증이 됐다고 한다. 남편은 여자 같아서 너무 잘 삐치고 대화도 잘 없다고 한다. "우리 남편은 일반 여자가 아니고 진짜 여자예요." 그게 아내의 총평이었다.

남자여도 여성스러운 사람, 여자여도 남성스러운 사람이 꽤 있다. 여기에 따라 한약 처방이 달라지기 때문에 사람은 겉만 보고 판단하면 안 된다. 자신의 내면을 처음부터 스스로 내뱉는 사람은 없다. 남성 환자가 와서 "제가 좀 여성스러워요" 하고 말하는 사람은 없을 것이다. 어디에 병이 들어오는가 보는 눈을 가지려면 인간의 마음을 보는 눈이 있어야 한다.

주식으로 날린 돈이 전 재산은 아니지만 큰돈이니까 또 주식을 하면 안 되니 충격요법을 준 것이라고 환자의 아내는 말했다. "이 남편 데리고 살려면 충격을 주는 걸로는 우울증으로 못 일어나요. 아내분이 남자이고 환자분이 여자네요. 바뀌었어요. 그러니까 돈 말아먹었다고 구박하지 말고 용기 내게 하세요. 그래도 남편분이 착하잖아요." 아내는 다 참을 수 있고 돈 말아먹어도 괜찮은데 또 주식하다

실패해서 침울해지면 안 된다고 걱정하고 있었다. 이럴 때 "선생님이 말하면 듣지 않겠냐"라며 대신 말을 해달라는 경우도 있다.

왜 낙심하고 낙담했을까

복부에 가스가 차고 소화불량, 설사 때문에 내원했다는 66세의 남성이 있었다. 맥을 보면 전반적으로 지저분했는데, 특히 대장과 삼초맥이 바짝 말라붙었다. 가장 눈에 들어오는 건 심장의 낙심맥이었다. 가슴에 못이 박혀 있는데 낙심과 낙담이 같이 있고 나이대로 봐서 사업을 하다가 부도가 났을 가능성이 컸다. 이 사람은 갑상선에도 문제가 있었는데 그 때문에 설사와 변비가 끊임없이 반복되는 걸로 보였다. 설사를 많이 하는 남자는 간이 작거나 갑상선 질환이 있거나 소심한 남자다.

이 사람은 장이 나쁜 사람인데, 장은 배짱을 나타낸다. 어릴 때 자기 이야기를 과하게 고집하는 사람이 있으면 "알았다. 네 똥 굵다"라고 말하는 경우가 있다. '간이 크다' 또는 '배짱이 좋다'는 뜻이다. 내가 어릴 때는 이러면 어른들이 "국회의원 해라" 또는 "사업해라"라는 소리를 많이 했다.

이 환자는 설사를 할 수밖에 없는 맥이다. 맥을 보면 남자인데도 꽁한 사람의 전형적인 모습이다. 대장맥이 가늘게 떨거나 내려와 있거나 간장맥이 작은 사람은 배짱이 없다. 이런 사람하고 술을 먹으면 사고가 터질 수 있다. 예를 들어 술 먹고 술 취해서 돈 안 내고 도

[그림 35] 예민한 남자의 맥

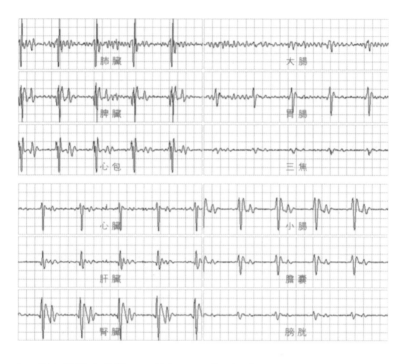

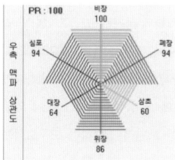

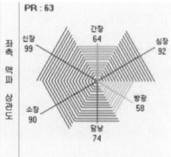

망갈 수도 있다. 받는 건 좋아해도 주는 건 싫어한다. 한마디로 '밥을 안 사는 남자'다. 밥 잘 사주는 누나도 있지만 밥을 안 사는 남자도 있다. 이건 모두 순전히 임상이 쌓이면서 맥을 보며 알게 된 사실이다. 많은 사람과 상담하다 보니까 '이런 맥을 가진 사람은 이렇게 말하는구나' 하고 데이터가 쌓인 것이다. 그래서 나중에는 딱 보면 알게 되었다.

이 사람은 심장맥이 밑으로 뚝 떨어졌고 끊어졌으니 발기가 안 된다. 나이가 60이 넘었으니까 안 되는 게 이상한 건 아니지만 굉장히 예민한 상태다. 맥이 예민한 남자는 쪼잔해서 같이 사는 여자가 피곤하다. 후배 한의사들한테 강의할 때 아들, 딸이 행복하게 살려면 사위나 며느리 볼 때 맥부터 보라고 말하는 이유가 이것이다.

맥을 보는 근본적인 이유는 환자가 겉으로 드러나는 증상은 이야기하지만 그 외에는 말하지 않기 때문이다. 그 사람이 갖고 있는 심상, 생활습관 등 모든 걸 파악하려면 맥진을 해야 한다. 언어장애가 있는 사람을 진단한다는 마음으로 맥을 보다 보면 말하지 않아도 볼 수 있게 된다. 지금 어떤 병에 걸려 있는데 환자가 모르고 있다면 안내할 수 있어야 하고, 미리 나쁜 병이 오지 않도록 예방할 수도 있어야 한다. 그래서 정신적, 심리적 문제와 생활습관까지 안내하려면 맥진은 꼭 필요하다. 서양의학 진료에는 다양한 검사 기구가 있는 반면 한의사가 환자와 함께 데이터를 보면서 진단하는 도구로서는 맥진기가 최적이다.

치료를 위해
일을 그만둘 수 있을까

질병이 나타나는 데에는 직업이 환경적으로 중요한 요인이 된다. 46세의 한 여성 환자는 오른쪽 이명 때문에 2년째 고생 중이었다. 교통사고 난 후에 이명이 발생한 환자가 한의원에 자주 오는데, 이 환자도 그렇다고 했다. 턱관절 문제가 있다는 이야기를 들었고 그동안 교정치료도 받았단다.

그녀는 심장맥과 간장맥이 바짝바짝 타들어가고 있었다. 간은 울고 있고 목은 비뚤어졌고 기장부가 메마른 상태였다. "왜 이렇게 육체도 힘들고 머리도 복잡하고 마음이 힘들까요? 뭐 하시는 분이세요?" 했더니 전화교환원이라고 했다. 이명 환자 중에는 전화 받는 업무를 하는 사람이 많이 오는데, 상담해보면 가장 많이 하소연하는 것이 남자들이 술 먹고 음담패설을 하는 것이라고 한다. 전화 소음도 있지만 스트레스에 시달리는 것이다. "나하고 살자", "나랑 만나자" 같은 온갖 이상한 이야기를 하면서 전화를 끊지 않는다고 한다. 전화를 끊으면 고발이 들어와서 어쩌지 못하고 스트레스를 받아야 하는 것이다.

장기간 환자들과 맥을 보고 이야기하다 보니 직업과 관련해 전화교환원, 텔레마케터 등 전화로 업무하는 사람이 취객에 시달리다가 이명이 오는 경우가 많다는 사실을 알게 되었다. 영과 육으로 구분하여 맥을 살펴보면 영육이 고달픈 자, 육이 고달픈 자, 육은 편안한데 마음이 고달픈 자 등 온갖 부류가 나뉜다. 이 환자는 영육이 힘든 경우인데, 육체적으로도 힘들고 머리도 편치 않고 마음도 힘들다. 내막을 모르고 단순히 이명 증상만 가지고 접근하면 치료는 힘들다. 신경이 망가진 이명 환자는 왜 망가지고 있는가 뿌리를 찾지 못하면 해결방법이 없다.

이명의 원인은 중이의 유모세포, 청각뇌, 정서적인 문제, 기허로 인한 육체적인 문제 등이 있다. 이 사람은 삽맥이 있는 걸 보면 어혈도 있고 기혈 순환이 안 되고 있다. 맥을 보면 속상해서 울고 있으며, 혈관 속에 산소량도 적고 영양도 적다. 무엇 때문에 이명이 생겼는지 본인은 짐작을 못하고 있지만, 한의사 입장에서는 유모세포와 청각뇌를 따로 검사하면서 내부적인 몸의 환경을 함께 봐야 한다. 심적인 상태와 육체의 에너지를 보는 것이다. 육체의 에너지가 많이 손상됐으면 그쪽으로 보강해야 하고, 심적인 문제로 우울, 불안, 공포(공황장애)가 있으면 정서적 문제를 해결해야 한다. 칠정은 장기에 직접적 손상을 입히기 때문이다.

이명 환자의 악화 요인이 심적인 문제인지 육체의 문제인지 한눈에 볼 수 있는 방법은 맥을 보는 것이다. 미세청력검사와 이명도 검사를 했을 때 수치가 똑같더라도 환자가 느끼는 이명의 강도는 다르다. 증상을 살펴봤을 때 같은 70대 이명 환자인데 한 사람은 불면증이 있고 한 사람은 소화가 안 되거나 변비가 심하다면 같은 약을 쓸 수는 없다.

이명의 원인은 우선 소리를 감지하는 중이(中耳)의 유모세포가 손상되어 짜증을 내고 있는 것이다. 무엇 때문에 유모세포가 짜증을 내는지 찾아야 하는데, 그 범인은 엄마 잔소리일 수도 있고 시끄러운 소음일 수도 있고 먹기 싫은 약이 있을 수도 있다. 그런데 환자들은 자신이 알고 있는 이명 상식에 대입해서 생각한다. "턱이 나쁘면 이명이 온다면서요?"라고 묻는 식이다. 이 환자도 본인은 턱관절장애가 있다고 믿고 있었는데 촉진(觸診)으로 확인해보니 아니었다.

물론 실제 턱관절장애가 있었던 사람도 있다. 다른 환자 중에 서울의 어느 치과에서 1천만 원을 쓰고 왔다는 사람이 있었는데, 무슨 비용을 그렇게 많이 썼냐고 했더니 유튜브를 보고 찾아갔단다. "책임지고 낫게 해주겠다"고 해서 턱 치료와 이빨까지 그만큼의 비용을 썼다는데, 정작 턱의 불편함은 우리 한의원에서 치료가 됐다. "열받으면 이명이 더 안 나으니까, 순서가 바뀌긴 했지만 나와 만나서 운이 좋았다고 생각하세요"라고 달래주었다.

이 전화교환원 환자는 이명 악화 요인에 체력의 문제가 있었다. 변비, 산소 부족, 무기력, 기진맥진이 맥에 보였다. 절대 집에만 있는 가정주부가 아닌 맥이다. 직업상 전화교환원의 이명은 귀의 문제보

[그림 36] 전화교환원으로 일하는 이명 환자 사례

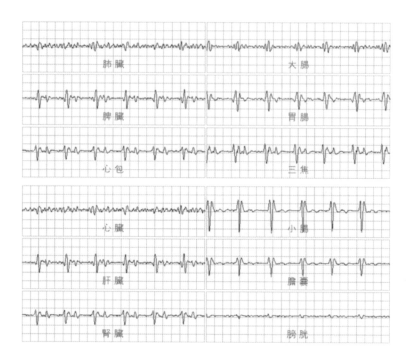

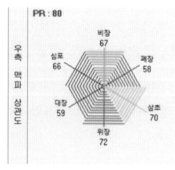

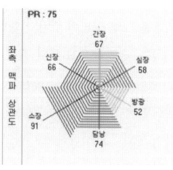

다는 스트레스가 원인인 경우다.

발목만 삐어도 맥을 재는 이유

이 환자는 교통사고가 난 후에 다른 한의원에서 교정치료를 받을 때 얼굴 쪽을 만지고 나서 이명이 발생했다고 생각하고 있었다. 경추 교정치료 후 목이 더 아프다면서 "얼굴을 만지는데 왜 귀에 소리가 나죠?"라고 물었다. 이것은 마사지를 받고 나서 이명이 들렸다며 마사지 샵에서 싸우는 것과 같은 경우다. 교통사고 이전에도 이명이 있었냐고 물어봤더니, 그전에도 있었다고 대답했다. 교통사고가 악화 요인이었을 뿐 최초 발생 이유가 아니라는 뜻이다. 환자들은 자신이 들어본 정보에 비추어 자신의 증상을 자가진단하는 경우가 많다. 소화가 안 되면 '혹시 위암인가?' 생각하다가 네이버에 검색해서 '어 정말 암인가 봐' 하면서 생각을 키우기도 한다. 의사도 오진은 있겠지만 환자가 스스로 진단을 내리면 오류가 많으니까 검사는 필수적이다.

교통사고로 목이 삐뚤어진 것은 한두 번 교정으로 치료가 끝났다. 환자는 식도염이 있었고, 신장의 가지맥을 보니 무릎도 아픈 사람이었다. 하루종일 앉아서 전화만 받으니까 그럴 수 있다. 환자는 여기도 아프고 저기도 아프고 하소연이 많았는데, 누구나 사소한 증상들은 가지고 있다. 삶을 유지하는 데서 고통을 유발하는 것이 없으면 건강하다고 한다. 길거리에 지나다니는 사람들 중에 멀쩡하게 보이는 사람도 뜯어보면 영적으로 마음으로 병든 사람이 많다. 완벽하게 건강하지 않다고 해서 그걸로 병자라고 하지는 않는다. 마음이 아프다고 내색하면서 다니는 사람도 없다. 그 점은 구분해야 한다.

내가 후배 한의사들에게 강의를 할 때 발목을 삐어도 맥진을 하라고 이야기한다. 맥을 보면 진짜 행복한 사람, 근본적으로 건강한 사람, 그렇지 않은 사람을 알 수가 있다. 정말로 심신이 모두 건강한 사람은 만나기 어렵다. 특히 젊을 때는 육체는 건강해도 마음의 불안으로 밸런스가 깨져 있는 경우가 많다. 그 환자는 오늘은 발목을 삐었지만 내일은 잠을 못 잘 수도 있고 우울증이 오거나 어지러워서 다시 내원할 수도 있다. 그걸 미리 알면 미리 돌봐줄 수 있다. 심지어 자살 방지도 할 수 있다. 발목이 삔 사람은 침만 놓고 보내도 되지만 그게 전부가 아니라고 가르치는 건 숨어 있는 병을 알고 대비할 수 있게 하라는 뜻이다. 맥은 환자가 손목만 살아 있으면 다 볼 수 있으니까, 한의사는 건강검진을 맥진으로 대신할 수 있다. 공부는 한참 해야 하지만 그것이야말로 한의학의 진수다.

일을 그만둘 수 없을 때 차선책

현대인들에게 직업은 질병의 핵심을 찌르는 내용이다. 인간은 누구나 어떤 직업을 가지냐에 따라 습관이 형성되고 말하는 내용도 병드는 내용도 달라진다. 그래서 직업을 모르면 환자의 속을 보지 못한다. 남자라면 어떤 일을 하는지, 여자라면 남편이 어떤 일을 하는지도 물어야 한다. 거기에 자녀까지 알면 환자의 속사정을 더 구체적으로 짐작할 수 있다. 전화교환원 환자는 딸이 중학교 3학년이라 한창 돈 나갈 곳도 많을 나이였다.

이 환자의 환경맥은 건조하고 기가 메말랐고 마음이 바짝바짝 타들어간다. 기와 혈이 마르면 가장 먼저 손발이 저리고 쥐가 난다. 가래가 들끓고 마음은 불안하다. 남편이 돈을 못 벌면 불안하고 돈 나갈 때가 많으면 벌벌 떨고 피곤하다. 영육이 배고픈 상황이다.

우리 한의원에는 이명 환자들이 많이 와서 자주 접하다 보니 육체의 피로도보다 심적으로 힘들어서 뇌의 피로도가 많이 증가되면 이명이 발생한다는 걸 깨닫게 되었다. 그래서 "교환원을 그만둘 수 없냐?" 하는 말을 한동안 많이 했다. 그러나 직업을 바꾸라고 하면 실제로 바꿀 수 있는 사람은 극소수다. "안 그래도 바꾸려고 한다"는 말을 듣기는 힘들다. 경제 전선에 뛰어든 사람이 하루아침에 직업을 바꾸려고 하면 고충은 수도 없고 대안을 찾기는 막막하다.

사회에서 만난 지인 중에 전화교환원 일을 하는 사람이 있었다. 교환원을 계속 하다가는 이명을 못 고치니 정말 낫고 싶다면 그만두라고 했더니, 그만큼 간절함이 있었던 지인은 결국은 나의 권유로 그만뒀다. 정년퇴직이 아니라 중간에 나와 치료에 전념한 것이다. 십년 이상 해왔던 일을 갑자기 그만둔다는 건 말이 쉽지 보통은 그렇게 하지 못한다. 나 역시 그런 상황이라면 그만둘 수 없겠다 싶은 경우도 있다.

일을 그만둘 수 없는 사람이라면 차선책으로 무얼 하면 좋을지 생각해야 한다. 남편이 병으로 누워 있다든지 일을 그만두면 아이들

공부를 못 시키는 상황이라면, 그만두고 나서 경제적인 부분을 감당할 수 없게 된다. 그럴 때는 일을 계속하는 대신 양보하는 부분이 있어야 한다. 전쟁에서 도저히 이길 수 없는 적이 있을 때는 내가 고개를 숙이거나 죽거나 둘 중 하나다. 괴롭히는 사람을 처벌하는 법안을 만든다거나 직업을 그만두는 것이 당장 불가능하다면 그 안에서 극복하는 방법을 찾아내야 한다. 교환원은 전화가 오면 무조건 받는 수밖에 없기 때문에 '아이고 불쌍한 놈아, 술 먹고 진상 부리는 걸로 너도 스트레스 푸는구나' 하고 들어주든가, 음담패설을 할 때 뭔가 슬기롭게 넘기는 노하우를 개발한다든가 하는 별도의 노력을 해야 한다. 감당할 수 없을 때는 내가 한 발 물러서서 스스로 상황을 극복하는 방법을 터득하는 수밖에 없다. 세상살이를 살아내는 것이다.

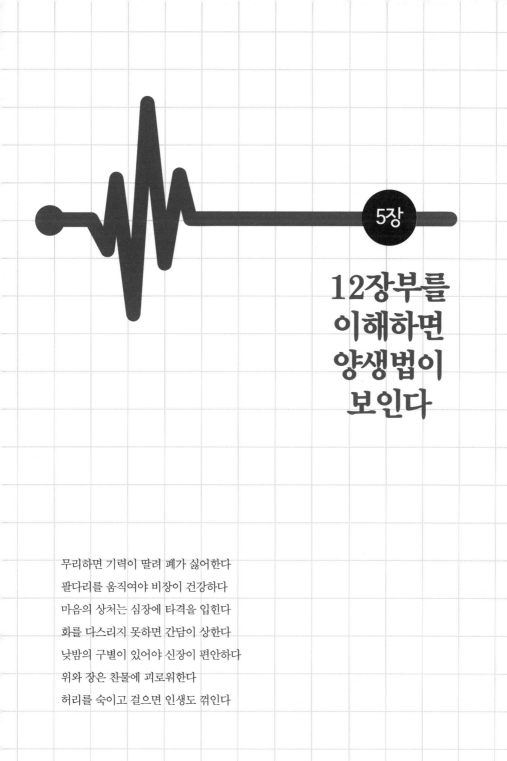

5장

12장부를
이해하면
양생법이
보인다

무리하면 기력이 딸려 폐가 싫어한다

팔다리를 움직여야 비장이 건강하다

마음의 상처는 심장에 타격을 입힌다

화를 다스리지 못하면 간담이 상한다

낮밤의 구별이 있어야 신장이 편안하다

위와 장은 찬물에 괴로워한다

허리를 숙이고 걸으면 인생도 꺾인다

무리하면 기력이 딸려
폐가 싫어한다

40년 가까이 맥진을 통해 환자들의 몸과 마음을 분석하면서 느낀 것은 '인간이 행복하게 사는 것이 참 힘들구나' 하는 것이다. 나이 마흔이 넘으면 자신의 마음을 다듬고 수련할 수 있어야 하는데, 오늘날 그게 참 힘들다. 사회에서는 그 역할을 본디 종교가 해야 하는데, 종교까지 돈을 향해 달려가는 경향이 있으니 인간은 진짜 행복하기가 힘들다. 맥진을 하다 보면 별걸 다 알게 되는 경우가 많은데, 스님도 신도 수가 적으니까 병에 걸린다. 요즘엔 수도원, 수녀원도 인원이 많이 줄어들어서 본당에 파견할 수녀가 부족할 정도로 종교에 귀의하는 사람도 줄었다.

인간은 물질 앞에 약하고, 현대 사회가 모든 것을 상대적으로 비교해 소비를 조장하다 보니 부러운 것도 많다. '옛날 가르침이 하나도 안 틀리는구나' 느끼는 순간이다. 바로 내 마음에 천국과 지옥이 있는 것이다. 자기 마음을 비우는 것만큼 힘든 것이 없다. 감정, 마음, 심리적인 문제는 12장부에 직접적인 타격을 입히기 때문에 현대인들은 "병원에서는 이상 없다는데 저는 아파요" 하는 경우가 많다. 그러다 보니 안 고쳐지는 난치병에 대해 서양의학에서는 각종 병명을 많이 붙여놓았다.

"공황장애, 한약으로 고칠 수 있어요?" 이런 식의 질문을 많이 듣는다. 서양의학과 한의학은 바라보는 시각과 출발점부터 다르기 때문에 대답은 쉽지 않다. 그런데 잘못하면 이 질문은 부처님 말씀을 기독교 관점으로 설명해 달라는 말과 같아진다. 더 이상하게 흘러가면 기독교 관점으로 부처님을 설명하지 못했으니 "틀렸다"고 단정하고 사이비로 몰아붙이는 식인 경우도 많다. 더욱 안타까운 일은 서양의학적 관점에 깊숙이 젖어 있는 환자들에게 한의학적 관점을 제대로 설명할 수 있는 한의사들이 많지는 않다는 점이다. 이 책은 그런 나의 갑갑함을 풀어보기 위해 시작된 것이다.

양생(養生)도 역시 마찬가지다. 질병이 중증으로 깊어지기 전에 미리 자신의 기질을 잘 파악해 양생에 힘쓰는 것이 바람직한 방향이다. 현대 의학 용어로 말하면 예방의학이다. 병에 들지 않도록 건강관리를 해서 오래 잘 살자는 것이 양생인데, 한의학적 관점으로 12장부의 특성을 이해하면 자연스럽게 양생이 설명된다. 식욕, 색욕, 수면욕, 명예욕, 재물욕 등 오욕칠정(五慾七情)을 잘 다스려 오장육부를 고되게 하지 않고 풍한서습조화(風寒暑濕燥火)의 육음에 과하게 노출되지 않도록 조심하는 것이 양생의 핵심이다.

사람들은 자기 체질을 궁금해하지만 그보다 중요한 것은 오장육부를 힘들게 부려먹지 않고 편히 쉬게 하는 것, 무리하게 몸을 혹사시키지 않는 것이다. 육체의 건강과 마음의 건강을 관찰하는 것이 맥진이기 때문에 맥진검사를 통해 자신의 체질을 이해하고 나면, 각자에 맞는 생활습관과 마음 다스리기에 힘쓸 것을 권장하는 바다.

숨쉬기에도 질 좋은 것이 있다

1988~1990년 코미디 프로그램에 '쓰리랑 부부'라는 코너가 있었다. 개그맨 김미화, 김한국이 연기하던 코너였는데, 일자 눈썹을 붙이고 나와서 마지막에서는 항상 "음메 기죽어", "음메 기살아"라는 유행어를 하곤 했다. '기(氣)'는 우리가 일상생활에서 자연스럽게 쓰고 있는 말이다. "왜 이렇게 얼굴에 기가 다 죽었어?"라는 식으로 쓴다. 그렇지만 한의학에서 '기'라는 말이 나오면 도대체 그게 뭐냐고 묻는 사람이 많다.

우리 몸 안에는 피도 흐르고 기도 흐른다. 그런데 피는 눈으로 본 적이 있지만 기가 흐른다는 것은 눈에 보이지 않으니, 아마도 그래서 기가 뭐냐고 질문하는 것이 아닐까 싶다. 전등에 불을 밝히는 것처럼 우리 몸이 활동하게 하는 힘, 에너지가 '기'다. 기운이 넘치고 원기 왕성하다는 말은 폐가 건강하다는 뜻이다. 폐는 기를 주관하는 곳이라 기를 많이 소모하면 폐가 병든다.

기는 일정한 양이 흘러야 한다. 형광등에 불이 들어왔다는 것은 전선을 타고 전기가 흘러들었기 때문이다. 전선을 타고 흐르는 전기가 바로 우리 몸에 흐르는 기와 같은 것이다. 기의 속도, 원활한 흐름, 충분한 양이 있어야 하며, 폐는 숨을 쉬는 것으로 기를 만들어낸다. 호흡을 담당하는 폐는 쿠션감이 좋은 스폰지 같은 것이다. 기운이 넘치고 원기 왕성하다는 것은 산소량이 충분히 많다는 뜻이다. 폐가 튼튼한 사람은 목소리에 힘이 차고 얼굴도 힘이 들어가 있고 체력이 넘치며 추운 날씨에도 끄떡없다. 정신적으로는 기백이 넘친다.

앞서 혼비백산 맥을 이야기했는데, 그것은 기가 혼절한 상태다. 기는 에너지를 말하기 때문에 기가 마비되면 팔다리가 저리고 힘이 없다. 사람은 태어나서 죽을 때까지 숨쉬는 숫자가 정해져 있다고 한다. 따라서 기를 많이 소모하는 걸 피해야 하는데, 말을 많이 하는 것, 체력을 많이 소진하는 것을 말한다. 너무 안 움직이고 게으른 것만큼이나 과하게 운동하는 것도 좋지는 않다. 자신의 힘에 버거울 정도로 육체를 많이 쓰는 것은 나쁘다. 수영선수도 물에 빠져 죽을 수 있다. 자신은 익사하지 않는다고 믿고 바다에서 과하게 움직이면 팔에 힘이 떨어져 죽는 것이다.

폐가 건강하려면 차갑고 건조한 환경은 좋지 않다. 폐에서 문제가 생기는 가장 흔한 병은 감기다. 폐와 관련해 가장 흔한 사망 원인은 폐렴이다. 폐는 숨쉬는 환경이 굉장히 중요해서 더러운 것이 들어오는지, 맑은 공기가 들어오는지에 따라 직접적 영향을 받는다. 담배 연기, 연탄가루가 많이 날리는 곳에 근무하는 사람은 당연히 폐가 좋지 않다. 탄광촌에서 일하면 폐병이 생길 확률이 높고, 지하실에서 일하면 비염에 잘 걸린다.

폐는 스폰지 같은 장기라서 뻑뻑하면 안 된다. 그래서 폐에서 볼 수 있는 가장 나쁜 맥은 지저분한 맥이다. 폐 기능이 약해졌다고 느끼는 사람은 산림욕을 하고 맑은 공기를 마셔야 한다. 오래 살고 싶으면 공기 좋은 데 가서 살고 무리하지 말아야 한다. 흔히 하는 말이지만 한의학적인 근거가 있는 말이다. 40년 가까이 맥진을 하면서 폐장맥을 보며 터득한 것이라 자신있게 말할 수 있다. 어쩌면 당연하다고 여길 법하지만 그것이 진리다.

팔다리를 움직여야
비장이 건강하다

오장육부는 각각 담당하는 일이 다르니 그 생리를 파악하는 것이 곧 몸과 마음을 깨끗이 관리하는 양생법이다. 폐는 '기를 관장한다'로 설명이 되는 반면, 비장은 세 가지를 이야기해야 한다. 비장은 운화(運化)를 담당하며 비주사말(脾主四末), 사려지관(思慮之官)으로 설명할 수 있다. 이것은 현대 의학의 해부학적 개념에서 나온 것이 아니므로 "무슨 소리냐? 비장이 무슨 생각을 하냐?" 같은 질문은 해봐야 소용이 없다.

서양의학에서 비장은 림프계인 spleen(비장, 지라)이지만, 한의학의 12장부에서 비장은 기능적 분류라서 소화기관인 panceas(췌장)와 spleen을 합한 개념과 비슷하다. 더 정밀하게 비장맥을 보면 여기에 사려지관으로서 뇌를 함께 본다. 고전에서도 비장은 사려지관,

즉 생각하는 곳이라고 정의하고 있다. 일부 의사들은 "고전에 나왔으면 무조건 믿어야 되나"면서 『동의보감』은 독창적인 창작물도 아니며 짜깁기한 편집본이라고 폄훼하는 말을 하기도 한다. 그러나 아무리 『내경』에서 발췌한 것이 많고 엮어서 낸 책이라고 해도 『동의보감』의 가치는 중요하다. 중국 땅에서 관측한 천문 지식이 우리 땅에서 어긋나는 것이 많아 그대로 쓸 수 없듯이, 『동의보감』은 창작에 목적이 있는 것이 아니라 한국인에게 맞춤으로 정리한 의학서라는 것이 중요한 점이다. 임상에서 40년 가까이 맥을 봤고 데이터가 쌓이다 보니 실제로 고전의 말이 다 맞다는 걸 나는 깨닫고 있다.

비장은 습(濕)을 싫어하며 생각하는 곳이고 팔다리를 주관하기에, 이걸 하나하나 풀어보면 그게 바로 양생법이다. 당뇨는 비장맥에서 보는 대표적인 질환 중 하나인데, 그러면 당뇨병은 왜 생길까? 비주사말에 그 답이 있는데, 팔다리를 안 놀려서 생기는 것이다. 사말은 사지(四肢)를 말하며 몸통에 붙어 있는 끝 부분인 두 팔과 두 다리를 이른다. 내가 어릴 때는 "밥 먹고 누워 있으면 소 되니까 밖에 나가서 산보라도 하고 와"라는 말을 자주 듣고 자랐다. '오늘 내가 많이 먹은 것 같다'는 생각이 들면 계단 오르기, 걷기, 산책 등의 활동을 하는 것이 좋다.

경락으로 보면 다리에서 출발해 비장으로 올라오며, 위장은 발가락 끝을 향해 내려간다. 과식을 자주 하는 사람은 병원에서도 의사에게 이런 말을 자주 들었을 것이다. "음식을 먹으면 팔다리를 움직여 운동하세요." "밥 먹고 많이 걸어다니세요. 걷는 것도 운동입니다." 경락학적으로 팔다리를 움직여야 위와 대장이 움직이기 때문에 소화를 잘 시키고 기혈, 진액, 정기를 만들어낼 수 있다. 당뇨 가족력이 있는 사람이라면 특히 더 팔다리를 움직여야 한다.

비장은 습을 싫어한다

폐가 건강해야 기의 순환이 원활한 것처럼 비장이 건강해야 우리 몸에서 체액의 순환이 잘 이루어진다. 몸이 붓는 이유는 심장, 신장, 비장에서 찾을 수 있다. 현대 의학적으로 얘기하면 비장으로 인한 부종은 림프 순환이 안 된다는 뜻이다.

비장은 축축한 것, 다시 말해 습을 싫어한다. 식사를 건조하게 하는 게 좋은가 하면 그런 개념은 아니다. 비장맥에 습이 많다는 건 '몸이 무겁다', '뚱뚱하다', '과식했다', '영양 과잉이다'라는 뜻이다. 비장에 병이 생기는 가장 많은 이유는 과식하는 것으로, 과식하면 습이 끼고 물이 많아 축축해지면서 물러진다.

풍한서습조화의 육음 중에 습이 많다는 것은 과잉을 말한다. 대사가 충분히 되고 끝나야 하는데 대사 처리가 마무리되지 못하고 넘치는 것이다. 비장맥에 습이 많은 사람의 특징은 뚱뚱한 것이다. 실제로 한의사들이 뚱뚱한 환자에게 "비에 습이 끼었다"는 말을 많이 쓴다. 습은 물기이며 몸속의 체액도 역시 습이다. 그래서 뚱뚱한 사람은 습이 많아서 몸도 커진 것이다. 비장은 체액을 관리하지만 그 관리 기능이 떨어지면 나타나는 것이 당뇨, 뇌하수체 부종 등의 질병이다. 폐에 병이 들어 숨이 막히면 마비가 오는데, 비장도 습이 많아

순환이 안 되면 붓거나 마비가 온다. 그것이 비장맥에서 뇌경색을 보는 까닭이다.

인류는 오랫동안 굶주림, 기아를 극복하기 위해 노력해왔는데, 현대에 와서는 과잉이 문제가 되고 있다. 이 사실을 스스로 인지하고 조심하지 않으면, 요새는 자기도 모르게 과식을 하는 환경에 수시로 노출될 수 있다. 그래서 나를 둘러싼 환경과 내 몸의 오장육부를 이해하려고 노력하는 것이 중요하다.

요즘에는 반려동물 대신 '반려식물'이라는 말을 쓸 정도로 화초를 키우는 사람이 많아졌다. 반면에 "나는 식물 키우는 건 영 소질이 없어"라는 사람들도 있는데, 화분을 들여놨는데 식물이 얼마 못 가 죽는 이유는 과습 때문인 경우가 훨씬 많다. '물을 안 줘서 시들한 걸까'라고 생각해서 자꾸 물을 주다가 물러져서 죽는 것이다. 인간의 몸에도 습이 많은 과잉은 좋지 않다.

관점이 다르니 한의학을 이해하지 못하는 것일 뿐 수십 년간 임상에서 맥진을 하다 보니, 이해만 하고 나면 한의학이 오히려 현대 의학보다 더 정밀하다는 걸 알 수 있다. 비장은 농사 짓는 데 필요한 물을 논밭에 대는 관개수로 같은 역할을 하는데, 이것을 고전에서는 '운화'라고 표현한다. 운전할 때와 같은 '운' 자인데, 신진대사를 담당한다는 말이다. 우리 인체 내에서 대사 기능이 무너지면 비장맥에서 당뇨병이 보인다. 여기까지가 비장을 육체적인 면에서 설명하는 것이다.

머리가 뜨거우면 선선하게 식혀라

마음의 측면에서 보면 비장은 생각하는 기관이다. 기억력, 두뇌의 질병, 머리를 떠는 증상, 치매, 뇌경색 등을 모두 비장맥에서 본다. 비장맥에서 뇌를 본다고 했더니, 서양의학과 한의학을 모두 공부한 후배 한 명이 그런 이야기를 했다. "엄청난 발견이네요. 뇌에 관해서 공부하기 위해 제가 해외로 40회는 넘게 나갔거든요. 저도 어느 날 비장에서 머리를 봐야 하는 게 아닌가 하는 깨달음이 있었는데, 맥 진 데이터로 이게 증명된 거네요. 서양의학에서도 고수들은 그 점을 알더라고요."

최근에 현대 의학에서 HPA축이라고 해서 뇌하수체와 부신이 연결돼 있다든가, 뇌가 아프면 장도 아프다는 장뇌축 이론이 많이 이 야기되고 있다. 그런데 이런 것들은 이미 한의학 고전에서 더 세밀하게 다루고 있는 내용이다. 비장이 생각하는 기관이라는 것은 내가 지어낸 이야기가 아니라 『동의보감』에 나와 있는 내용이고, 나는 그것을 임상을 통해 증명할 수 있는 데이터로 가지고 있는 것뿐이다. 그래서 비장맥을 보면 "이 아이는 공부 잘 하겠네요", "너는 공부보다 다른 걸 해라"라고 말해줄 수 있는 것이다. 그런 분석이 실제로 맞으니까 환자들도 그 이야기를 수긍하며 듣고 있다.

현대인들은 머리를 너무 써서 아픈 사람이 많다. 머리는 냉철해야 하며 차갑게 관리해야 한다. 인간의 뇌를 본따서 만든 컴퓨터를 살펴보자. 컴퓨터는 과열되면 멈춰버린다. 좋은 컴퓨터는 쿨러가 여러 개 달려 있다. 자꾸 다운되는 컴퓨터를 수리해 달라고 맡기면 쿨

러를 하나 더 달아주기도 한다. 머리를 의미하는 비장도 마찬가지로 뜨거우면 안 된다. 비장맥을 보면 두통이 있는지 보이는데, 좀더 세밀하게 보면 '정신이 하나도 없다', '뚜껑 열린다', '머리가 빠개진다', '머리가 터진다'에 해당하는 상태를 볼 수 있다.

일할 때 갑자기 머리가 뜨거워지는 걸 느낄 때가 있다며 "아이스팩을 머리에 대면 도움이 될까요?" 하고 묻는 사람이 있었다. 이건 머리가 과부하에 걸렸다는 뜻인데 이럴 때 아이스팩을 쓰면 일시적으로 시원할 수는 있지만, 갑자기 냉기를 확 끼었어버리는 셈이라 좋지 않다. 뜨겁던 기계에 갑자기 찬 기운을 대면 기계가 마비된다. 머리에 차가운 걸 대기보다는 일시적으로 머리를 멈춰야 한다. 찬 바람을 쏀다든가 바깥 공기를 마시면서 머리를 순환시키며 자연스럽게 식혀야 한다. 손을 데었을 때는 체온과 비슷한 미지근한 물에 넣어야지, 찬물에 갑자기 넣으면 흉터가 생기기 쉬운 것과 같다.

몸이 너무 힘들 때는 영양가 높은 것을 먹는 것도 좋지만 쉬는 것이 가장 좋다. 머리가 아픈데 얼음을 대고 일을 하거나 공부하는 것보다는 그 상황을 잠시 벗어나는 것이 낫다. 쿨러가 달려 있는데도 컴퓨터가 너무 열을 받으면 전원을 끄고 코드를 뽑아놓고 우선은 쉬었다가 해야 한다. 뜨거운 머리를 식히겠다고 일시적으로 얼음을 쓸 수는 있겠지만 계속 열을 올리는 상황을 이어가는 것은 무리를 주는 것이다. 머리를 과잉으로 썼을 때 찬 것을 갖다대는 것은 서양적 사고방식이다.

마음의 상처는
심장에 타격을 입힌다

심장은 12장부의 으뜸이며, 앞서 말한 대로 한의학에서 심장은 두 개가 있다. 펌핑하는 엔진인 심포와 마음을 보는 심장이다. 해부학적 분류가 아니라 기능적 분류이므로, "우리 몸에 심포가 어딨냐"고 따져묻는 것은 이제 삼가면 좋겠다.

서양의학에서는 오장육부라고 하지 육장육부라는 말이 없고 심포라는 개념도 없다. 그러면 한의학에서는 왜 '심포'라는 말을 썼을까? 흔히 심포는 형체가 없는 것으로 생각하지만, 맥진상에서 보면 명확해진다. 심장을 표현할 때는 사랑을 표시하는 하트 마크를 그리고, 심포를 표현할 때는 펌프 엔진을 그린다. 오늘날 서양의학에서 말하는 심장에 관한 조직학적 병명은 심포맥에서 볼 수 있다. 심장이 비대하거나 혈관에 때가 껴서 혈액 공급이 안 되어 숨을 자꾸 멈추거나 하는 문제들을 알 수 있다.

그러나 그동안 맥진으로 관찰해본 바에 따르면 마음에 충격이 세게 온 사람은 마음을 표시하는 심장맥뿐 아니라 조직을 표시하는 심포맥에서도 확연하게 이상이 나타났다. 강도를 만났다, 애인이 떠났다, 가장 사랑하는 사람이 죽었다, 젊은 아가씨가 성폭력을 당했다 등의 경험이 있는 사람은 심포맥이 철렁 떨어져 있었다. 마음에 상처를 주는 언어 폭력이라든가 감당할 수 없는 깊은 상처는 심포맥에 흔적을 남긴다. 한의학에서 두 개의 심장 중 해부학적인 심장에 실제 더 가까운 것은 심포다. 그런데 자기가 도저히 감당하기 힘겨운 상황을 겪었을 때는 엔진 개념을 보는 심포맥이 뚝 떨어진다. 이것은 심리적 타격이 장기에 직접적인 타격을 준다는 방증이 된다.

상처 주지 말고, 상처를 담아두지 말라

너무 놀라면 심장마비로 죽는 경우가 있다. 심장은 해부학적으로 펌프 장기가 맞지만 그것이 감정의 영역으로 너무 세게 오면 사망에 이를 정도가 되는 것이다. 정신적으로 너무 충격을 받으면 눈이 안 보이기도 하고 말을 잊어버리기도 하고 귀가 안 들리기도 한다. 실제 임상에서 모두 봤던 사례다. 이것을 눈의 문제, 귀의 문제, 뇌의 문제로 바라보면 설명이 불가능한 난치병이 되는 것이다.

충격을 받아서 혈관이 다 터져버렸다는 병원 진단을 받고 찾아온 환자가 있었다. 혈관이 터진 걸 침을 맞는다고 해서 아물지는 않다. 그러나 충격받은 에너지를 어떻게든 줄여보려고 침법을 써보니 완벽하게 되돌아오지는 않았어도 어리어리하게 눈이 보인 경우가 있었다.

영어에 'broken heart'라는 식의 표현이 있는데, 영어에서도 심장은 마음을 의미하기도 한다. 한의학에서 마음은 심장맥에서 들여다보지만, 심적인 데미지가 너무 감당하기 어려운 지경이면 심포에까지 진동이 생겨서 그 진동이 심포맥에 나온다. 마음에 강한 상처가 나면 우리 몸은 지진 나듯이 진동을 일으킨다. 이것이 심포맥에 나타나는 걸 수도 없이 관찰했기 때문에 나는 자신있게 이야기하는 것이다.

심장에 관해서는 혈관 관리를 깨끗하게 하는 것도 중요하지만, 살면서 겪을 수 있는 과도한 충격을 이겨내는 것이 중요하다. 우리 말에 '심보'라는 말이 있다. '심뽀'라고 발음하는데, 마음을 어떻게 쓰는지 그 바탕을 말한다. 이 심보를 바르게 써야 남에게 상처 주지 않고 살 수 있다. 심보가 나쁘면 돌고 돌아 나에게 상처가 돌아온다. 건강하게 살려면 탐욕을 부리다가 절망하는 일, 상처를 마음에 오래 담아두는 일을 피해야 한다. 다만 그것이 쉽지 않다는 것이 문제일 뿐이다.

내가 강조하고 싶은 것은 '어떻게 하면 상처를 마음에 담아두지 않을까' 방법을 고민하기보다는, 심적 데미지가 장부에 직접적이고 급격한 타격을 준다는 건 진짜 일어나는 사실이니까 알아두고 잊지 말라는 것이다. 살면서 서로 상처 주고 살지 말라는 것이다. 심적 데미지로 심포맥이 무너진 사람은 100% 심장맥에도 이상이 있다. 심포의 '포'는 둘러싸다는 뜻인데, 심포는 심장을 둘러싸고 있는 보호막인 셈이다. 그래서 맥진에서도 심포맥을 볼 때는 심장과 연결해서 해석한다.

고전에서 심포에 대한 해석은 너무나 어려운 이야기를 잔뜩 적어놓아서 한의사들도 잘 설명하지 못한다. 다행히 나는 대학생 때 맥진기를 만나서 시각적으로 맥을 보며 공부했고, 심포에서 온갖 종류의 맥이 나오는 걸 임상에서 보았기 때문에 이런 원리들을 깨우치게 되었다.

환자들을 관찰해보면 똑같은 일을 겪어도 헤쳐나가는 모습은 다르다. 남편이 죽고 나서 재혼하는 사람이 있고 혼자 사는 사람이 있다. 남편과의 삶과 죽음이 자신에게 미친 영향이 개개인마다 다르기 때문이다. 수많은 임상에서 이걸 꿰뚫어본 경험이 있기 때문에 나중에는 "당신은 재혼하세요", "당신은 혼자 사세요" 하는 말까지 감히 할 수 있게 되었다.

심장의 기운이 넘치면 신명나고 즐겁다

화병, 낙심, 노심초사 등은 심장맥에서 볼 수 있는 대표적인 것들이다. 특히 노심초사는 환경맥을 보고 아는 것인데, 맥과 맥 사이가 깨끗하지 않고 지저분하다. 환자의 본래 성격은 본맥으로 해석하는 것이기 때문에 구별되며, 이것을 "날씨를 본다"고 표현한다. 심혈(心血)을 많이 소모하면 "피가 마른다"고 말한다. 자식들이 속 썩일 때

"엄마가 피가 말라 죽겠다"고 하면, 노심초사한다는 뜻이다.

노심초사라는 건 가슴 졸이는 것인데, 마음이 여리고 약하고 소심한 사람이 가슴을 졸인다. 배짱이 센 사람은 신경쓰지 않는다. 예를 들어 아이가 시험 보러 갔는데 엄마가 노심초사하고 있는 경우가 있다. 엄마가 노심초사한다고 해서 시험 결과를 바꿀 수 있는 건 아니다. 결과가 바뀐다면 노심초사해도 되는데 그렇게 해서 해결할 수 있는 일이 아니라면 마음을 내려놓아야 한다. 그러나 이것을 깨닫는 것이 쉽지는 않다. 시험 치러 간 아이를 위해 노심초사하는 엄마는 정이 많은 사람일 것이다. 무뚝뚝한 사람은 "내가 신경쓴다고 점수가 올라가냐?" 할지도 모른다. '어느 쪽이 좋다 나쁘다'의 문제는 아닐지도 모른다.

다만, 아무것도 아닌데 혼자 안절부절 못하는 사람이 있다. 이럴 때 예전 어르신들은 "넌 심장이 생기다 말았냐"라는 말을 했다. 살면서 힘겨운 상황이 벌어졌을 때 똑같은 상황이어도 사람마다 성정이 다르듯 그것을 겪어내는 모습은 다르다. 본디 심장이 강한 사람이 있고 약하고 소심한 사람이 있다. "저 사람은 강심장이네", "토끼 띠냐? 저 사람은 심장이 생기다 말았구나"라는 표현이 있다. 심장맥을 보면 마음이 강한 사람인지 여리고 약한 사람인지 소심해서 잘 삐치는 꽁생원인지 새침떼기인지 알 수가 있다. '착하다', '예민하다' 같은 성정을 볼 수 있고, 최근에 신경을 바짝 쓰는 일이 있는지, 애 끓이는 일이 있는지, 심기가 넘쳐서 신명나고 즐거운지도 보인다. 맥진 결과지를 보고 해석해주면 환자들은 "다 맞다"면서 신기해한다.

별것 아닌 걸 가지고 놀라서 심장마비로 죽는 사람이 있다. 겁쟁이에게 담력훈련을 시킨다고 공동묘지로 보내면 심장마비로 죽을 수 있다. 원래 심장이 약하니까 감당을 못해서 마비가 돼서 죽는 것이다. 타고난 걸 바꾸려고 하는 건 소용없는 일이다. 다만 이겨낼 수 있도록 서서히 단련을 시키고 용기를 불러일으킬 뿐이다.

남으로 인해 애를 태우느냐, 혼자 스스로 애를 태우느냐 하는 문제는 각자 상황이 다르다. 그럴 일이 아닌데 자신이 혼자 애 태운다는 걸 깨달으면 좋은데, 사람의 성정을 바꿀 수는 없는 것이라 환자에게 이렇게 말하곤 한다. "맥을 보니 마음이 여리고 약한데 대범하게 마음을 먹으세요. 안 되면 훈련을 해봅시다." 심혈을 많이 소모하면 그 흔적은 맥에 나타나고 피가 마르고 있다는 걸 정확히 알 수 있다. 에너지 양을 보고 심장을 들여다보면 마음의 상처를 묻어둬서 꽁꽁 얼어붙은 것이 보인다. 용서하는 마음을 갖고 마음의 상처를 보관하지 않는 것은 어려운 일이다. 평온한 마음을 얻는 것은 생각만큼 쉽지 않다. 그래도 "내려놓아라"고 말할 수밖에 없다.

화를 다스리지 못하면
간담이 상한다

폐는 산소를 돌리는 일을 하고, 심장은 혈을 돌리는 일을 한다. 숨을 못 쉬어도 죽고 혈을 못 보내도 죽는데, 그 혈을 보관하는 곳이 간이다. 한마디로 간장은 휘발유 탱크처럼 피를 담고 있는 창고라고 생각하면 된다. 그래서 간장이 건강한 사람의 가장 큰 특징은 용감하다는 것이다. 그와 관련된 말로 '간이 배밖에 나왔다', '간이 생기다 말았다' 등이 있다. 간장맥에서 보면 간이 콩알만 한 사람도 있고 간 떨어진 사람도 있다. 간장에 피가 마르는 사람도 있고 간이 녹아내린 사람도 있다. 임상에서 모두 보았던 케이스다.

오랜 세월 임상 경험을 해보니 인간의 건강에 가장 중요한 것은 마음이다. 사람을 이해하기 위해 골상, 족상, 관상 등 많은 것을 보지만 그중 가장 중요한 것은 심상(心相)이다. 그래서인지 심장에 병이 들면 차례차례 오장육부가 병들기 시작한다. 심장이 임금이라면 그다음으로 열일하는 장기는 장군에 해당하는 간장이다. 장군이 하는 일은 임금을 보호하고 지키는 일이다. 그래서 외부로부터 독소가 들어오면 그것을 깨끗이 정화하는 것이 장군지관(將軍之官)인 간장이다. 가장 힘을 많이 쓰기 때문에 피로의 대명사가 간이 되는 것이다.

전문용어는 아니지만 '간청소'라는 말이 있다. 간장을 해독한다는 개념에서의 정화방법을 일부 한의사들이 그렇게 표현한 것이다. 간의 해독 기능을 올려서 우리 몸에서 노폐물이 축적되지 않고 대소변으로 빠져나가게 한다는 의미에서 간청소라고 말했을 텐데, 화장실 청소하듯이 그런 개념으로 받아들이면 말로 인한 오해가 생긴다. 약을 통하든 효소를 통하든 간 기능을 왕성하게 해서 찌꺼기를 청소하는 기능을 살려주는 것을 말한다. 음식이 됐든 약이 됐든 우리 몸에 들어간 것들은 간에서 독소를 분해하고 중화시킨다. 그래서 간은 '화학공장'이라고 말하기도 한다.

분노의 끝에는 우울이 있다

장군의 특징은 용감해야 한다. "돌격"을 외쳐놓고 도망가면 장군이 아니다. 간은 뜨거운 장기이며, 간과 관련한 대표적인 것이 분노다. 그런데 너무 뜨거운 건 타버린다. 간이 흥분하면 눈이 빨개지고, 과하게 분노하면 염증이 악화되어 치질이 터진다. 변이 굳어서 대변 배설이 힘들어지고, 잠을 못 잔다. "미치고 돌겠네" 하는 상황은 간의 영역이다. 흥분, 분노, 과욕, 좌절, 우울, 피로, 질투, 시기, 미움, 불만 등은 모두 간장과 관련있는 것들이다. 양생을 위해서 우리는 감정적인 이해를 잘 해야 한다.

간이 건강한 사람은 용기가 충만하고 배짱이 있다. 반면 간이 생기다 만 사람은 좁은 데에 가자고 하면 공포를 느낀다. 공황장애, 건강염려증도 간장맥을 통해서 볼 수 있다. "간이 울고 앉았다", "간 떨어졌다", "간이 콩알만 하다", "간이 부글부글 끓고 있다", "간이 쫄았다" 등의 말은 간장맥을 보고 내가 자주 하는 말들이다. 그 사람의 성정이 설명되니까 "선생님 신 받았어요?"라는 말도 많이 듣는다. 나는 다만 맥에 나오니까 보이는 대로 말을 할 뿐이지만 모르는 사람은 "그런 게 맥에 어딨어요?"라고 의아해한다.

간의 건강을 위한 양생은 감정을 다스리고, 너무 화내지 말고 분노를 거두고 용서하는 것이다. 성경 말씀에 "원수를 사랑하라"는 것은 분노를 다스리라는 뜻일 것이다. 해석하면 용서하라는 말이다. 분노는 외부에서 오는 자극으로만 생기는 것이 아니다. 스트레스는 외부에서 오는 게 있고 자신이 만드는 게 있다. 분노(憤怒)라는 말에서 분(憤)은 내가 스스로 성내는 것이며, 노(怒)는 바깥에서 나를 화나게 하는 것이다.

간이 건강하려면 분하고 억울함이 없어야 한다. 우울증은 왜 생길까? 뜻대로 되지 않는 일에 분노하면 우울증이 생기는 것이다. 하고 싶은 게 있고 원하는 게 있는데 좌절하면 그때 우울증을 가장 많이 일으킨다. 연예인이 우울증이 많은 이유는 스포트라이트를 받기 때문이다. 또 가진 자가 없어지면 우울증에 걸리지만, 원래 없던 사람은 우울증 걸릴 일이 없다. 그래서 가난한 나라의 행복지수가 높은 경우가 많다. 다 같이 못 살면 비교할 게 없다.

우리나라는 왜 우울증이 많고 자살률이 높을까? 한의학적으로 설명하자면 비교하고 분노하고 좌절하기 때문이다. '나는 왜 못 살아? 저 사람은 왜 나보다 좋은 차 타? 나보다 왜 좋은 아파트 살고 있어? 왜 저 여자는 나보다 좋은 명품 가지고 다녀?' 이런 생각들은 상대적 빈곤에서 나오는 우울감이다.

우울에서 벗어나 무리하지 않는 것이 양생을 위해 좋다. 부족해도 안 되고 과해도 안 된다. 간과 담낭(쓸개)이 하는 가장 중요한 것이 중용이다. 그런데 대부분의 사람은 적당히 먹으라는 게 안 돼서 폭식하거나 조절이 안 되면 쫄쫄 굶는다. 적당히 먹는 사람은 오래 산다. 수양하고 성질 죽이며 과함과 부족함 사이에서 적당함을 깨친 사람은 도사일 것이다. 건강하려는 마음도 중요하지만 노력하고 실천하지 않으면 그저 이론에 불과한 것이다. 한의학은 본디 인간을 관찰하는 시각이 발달했는데 그걸 제대로 활용할 수 있으면 좋겠다.

담대하게 산다는 것

대표적으로 담낭이 하는 일은 잠을 편하게 자도록 하는 것이다. 간이 용기를 주관한다면 담낭은 중심을 잡는 곳이다. 여기 붙었다 저기 붙었다 줏대 없이 행동할 때 "아이고 이 쓸개 빠진 놈아"라는 말을 한다. 중심 잡으라는 뜻으로 하는 말이다. 예전에 일상에서 쓰던 말들이 사실은 『동의보감』에서 나온 용어들인 경우가 정말 많다. 중심을 잡고 살려면 담대해야 한다. 담이 생기다 만 사람은 밤에 화장실 가려고 일어났는데 겁이 많고 담력이 약해 못 가는 사람이다. 담력이 약하면 똑바로 서지 못하고 이리저리 흔들린다.

담낭맥에서 가장 많이 보는 것이 낙담이다. 담이 얼어붙은 사람, 담이 쫄은 사람, 담이 바짝 마른 사람 등을 많이 보았다. 가슴앓이 속병이 계속되면 담석증이 된다. 성질이 급해도 피가 말라서 돌이 생기지만, 쌓이는 분노를 풀어내지 못하고 혼자 끙끙 앓는 내성적인 사람은 열을 끓이니까 돌이 생긴다. 그래서 소양인들이 담석증이 많다. 그동안의 통계를 보면 소음인도 담석증이 꽤 있는데, '간장이 녹아내린다', '쓸개가 말랐다', '쓸개가 녹아내렸다' 등이 맥으로 관찰된 경우가 많았다.

서양의학 관점으로 바라보면 담낭은 그저 담즙(쓸개즙)을 저장하는 곳이다. 약방의 감초처럼 담낭이 하는 일은 소화액을 분비해서 음식을 먹으면 소화시키고 편안하게 흡수가 잘 되도록 대사 과정을 도와주는 것이다. 그러나 한의학에서 담낭은 소화액이 분비되는 곳으로 끝나지 않는다. 우리 몸에서 중심을 잡는 곳이기 때문에 중화시키는 제 기능을 못하면 소화의 문제뿐 아니라 감정적인 장애도 나타난다. 진정하고 차분해질 필요가 있다.

가슴 졸이고 애태우면 생명력이 줄어든다. 감정적인 문제에 흔들려서 담낭의 피가 마르고 차갑고 열받아 있으면 그로 인한 증상이 담 경락에 오는 대표적인 것이 두통과 불면증이다. 중심을 못 잡으면 안정을 못 취하기 때문에 안절부절하는 것이다. 어지럼증, 짝골 아픈 편두통도 담낭의 영향이다.

사람이 너무나 절망적인 상태가 되면 담이 녹아내린다. 언젠가 후배가 TV에서 고릴라 실험을 봤다며 이야기를 들려주었다. 어미 고릴라 앞에서 새끼를 뺏은 다음에 어미가 보는 앞에서 도망쳤다. 그 어미 고릴라는 결국 죽었는데 해부를 하니까 담낭이 녹아내려서 없었다고 한다. 실제로 인간의 담낭 또한 감정적인 영역을 무시하고 조직학적으로만 말하면 알 수 있는 건 절반뿐이다. 건강하게 살려면 가슴 졸이는 일을 피하고, 용기를 가지고 오뚜기처럼 살아가야 한다. 낙담하고 애끓이기보다 배째라 하는 마음으로 배짱있게 당당하게 살아야 한다.

공황장애를 보지 말고 원인을 찾아라

현대인들을 보면 공황장애 환자가 많다. 공황장애에는 가장 대표적으로 심장이 큼지막하거나 심장맥과 담낭맥이 뚝 떨어졌거나 간장맥이 뚝 떨어진 사람이 많다. 심장이 강한 사람, 간 큰 사람은 공황장애에 걸리지 않는다. 원래 소심한 사람, 마음이 여리고 착한 사람이 공황장애가 많다. 조그만 일에도 놀라고 주변 환경이 조금만 바뀌어도 잠을 잘 못 자고, 심약하고 간 작고 간이 콩알만 한 사람이거나 담이 생기다 만 사람 등이 공황장애 환자들이다.

공황장애 환자는 심장, 간장, 담낭이 연약하고 물러빠진 사람들이다. 심약하고 간이 작고 쓸개가 오그라든 사람이 많다. 치료는 심장,

간장, 담낭 중에 한두 개만 문제가 생겼느냐, 셋 다 문제가 생겼느냐에 따라 침법도 약도 다르다. 그래서 한의학은 외워서 하는 학문이 아니라 이해가 돼야 치료할 수 있는 학문이다.

[그림 37]은 공황장애 진단을 받고 한의원에 온 66세 남성의 맥이다. 환자는 터널을 못 지나가고 엘리베이터도 못 타는 데다가 혼자 외출도 못했다. 맥을 보면 전반적으로 조급함이 보인다. 기장부는 대(大)맥이 많고, 가지맥이 우는 듯이 미끄러지고 있는데 마치 고무줄을 던지면 휘청 휘는 것처럼 보인다. 이 사람은 자기관리 능력이 떨어지거나 무척 힘들어하고 있는 것이다.

혈장부는 바짝 말라 있는데, 전반적으로 맥이 크고 긴장돼 있는 것이 특징이다. 여자 같은 남자 유형이다. 병원에서 다른 이상은 없다며 공황장애를 진단받았다고 하는데, 이럴 때는 병명을 보지 말고 한의학적 진단과 처방을 하는 것이 답이다.

공황장애는 대체로 혈장부의 문제이지만, 개인에 따라 기장부도 안 좋을 수 있다. 병명이 뭐가 됐든 병인이 깊으면 못 고치는 것이고, 병인이 깊지 않으면 고칠 수 있다. 병명에 따라서 이 병은 고친다고 말하는 것은 한의학에서는 경솔한 말이다.

[그림 37] 기혈이 대비되는 공황장애 환자

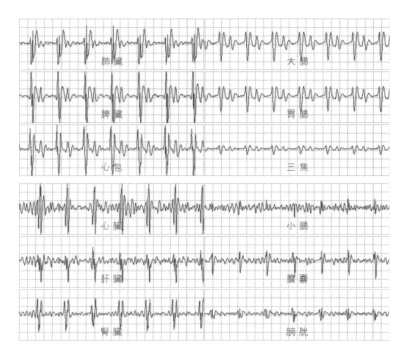

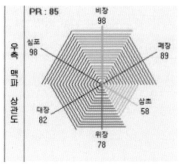

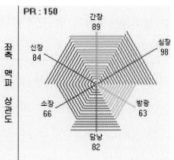

낮밤의 구별이 있어야
신장이 편안하다

심장은 혈을 주관하는 반면 신장은 물을 조정하는 곳이다. 인간이 체온을 일정하게 조절할 수 있는 것은 심장과 신장이 조화를 이루기 때문이다. 심장은 뜨겁지만 신장은 냉철하고 차갑다. 우리 몸에는 불과 물이 함께 있어서, 불(열)을 조절하던 심장이 과열되면 신장이 물로 식히면서 36.5도를 유지할 수 있는 것이다. 인간이 건강하려면 뜨겁거나 차가울 때 조절이 돼야 한다. 몸이 39도의 고열 상태라는 것은 오늘날 현대 의학에서 말하는 부신의 기능에 이상이 생겼다는 것이다. 불을 끄는 것은 물인데, 그 물을 조절해서 한열을 통제하는 것이 바로 신장 위에 붙어 있는 부신이다.

한의학의 신장은 서양의학의 개념과 달라서 수분 대사와 관련된 콩팥, 부신, 방광 등 비뇨생식기 모두 포함되는 기능적 개념이다.

kidney(콩팥)와 bladder(방광)을 분리해서 말하는 해부학적 개념이 아니다. 비장은 운화, 즉 영양 대사를 담당하는 반면 신장은 수액의 대사를 맡는데 호르몬 대사를 포함한다. 그리고 몸의 열을 다 식히고 나면 물은 배출돼야 한다. 원자로를 물로 식히고 나면 내보내듯이 소변의 배출은 그만큼 중요하며, 신장의 건강은 소변 배출까지 포함해서 이야기한다. 소변을 못 본다는 건 심각한 이야기다. 소변을 못 보면 요독증으로 죽는데, 너무 소변을 자주 봐도 문제다. 때맞춰 내보내는 것이 적절하며, 시도 때도 없이 내보내면 문제다. 방광에도 병이 여러 가지여서 배출할 때 염증이 들어가서 아파서 소변을 못 보는 사람도 있다.

혼신의백지(魂神意魄志)는 5가지 정신 작용을 말하는데, 간심비폐신(肝心脾肺腎)의 오장에 깃들어 있다. 간장은 혼(魂)을 간직하고, 심장은 신(神)을 간직하며, 비장은 의(意), 폐는 백(魄), 신장은 지(志)를 간직한다. 12장부에서 신장은 지조를 보는 곳이다. 지조란 꿋꿋하게 밀고 나가는 의지이며 기개다. 신장을 말할 때 지조를 말하는 것은 절도가 있어야 하기 때문이다. 쓸데없이 화장실을 자주 가도 안 되고, 무조건 참는 것도 안 된다.

맨발 걷기는 신장의 기운을 올린다

인간이 땅을 밟고 사는 것은 중요한데, 신장과 이어지는 길이 발바닥에 있기 때문이다. 심장은 손바닥과 연결되고 신장은 발바닥에

[그림 38] 용천혈

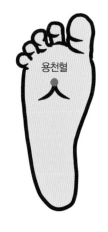

서 출발한다. 발바닥에는 6개 경락이 있는데, 그 중앙에는 신장이 있다. 용천(湧泉)혈은 앞쪽 발바닥에 있는데, 발가락을 제외하고 발바닥을 삼등분했을 때 3분의 1 지점의 가운데에 위치한다. 발의 아치가 시작되는 움푹한 부분이 용천혈이다. 발바닥을 구부렸을 때 오목하게 들어간 부분으로 사람(人) 자 모양이 새겨지는 부분으로 설명하기도 한다. 용천혈을 자극하면 신기(腎氣)를 자극할 수 있다.

신장의 기운이 약한 사람은 발바닥 자극을 많이 주는 것이 건강관리가 된다. 용천혈 자리가 쏙 들어가 있기 때문에 쿠션이 많은 땅을 밟는 것이 효과는 더 좋다. 황토를 밟는다든가 진흙을 밟으면 자극이 발바닥에 골고루 미칠 수 있다. 발바닥 자극을 통해 신기를 왕성하게 하고 우리 몸의 체액을 잘 돌리는 데 활용할 수 있다.

건강 캠페인으로 맨발로 걷기 운동을 권하는 것은 한의학적으로 설명하면 더 재밌다. 발바닥을 자극하는 것과 손바닥을 자극하는 것은 뭐가 다를까? 조직학으로 설명하면 혈액순환밖에는 설명할 길이 없다. 그러나 한의학으로 설명하면 다르다. 경락을 살펴보면 박수 치는 것은 심장을 튼튼하게 하는 것이고, 발바닥을 치는 것은 신장을 튼튼하게 하는 것이다. 서양의학의 유물론으로 바라보면 인간은 한마디로 탄소덩어리이지만, 한의학은 유심론으로 바라보기 때문에 인간을 관찰하는 데 할 이야기가 많다.

한의학은 학문 자체가 관찰에서 출발했고, 불교처럼 마음을 들여다보고 깨닫는 학문이다. 현상을 보고 뿌리를 찾아들어가는 학문이기 때문에 서양의학의 결과론적 증명과는 다르게 공부하는 학문이다. 그래서 한의사가 한의학적 연구와 설명에 집중하지 않고 서양의학적 설명에만 집중하면 마치 한계가 있는 낮은 학문처럼 보이는 것이다.

신장맥은 배뇨기와 생식기를 모두 포괄하기 때문에 삼초맥, 방광맥을 함께 살펴보고 이야기한다. 비위장의 양생을 위해서는 식욕을 조심해야 하듯이, 신장과 삼초의 양생을 위해서는 색욕을 조심해야 한다. 낮과 밤을 구분하지 않는 생활도 신장을 상하게 하는 일이다. 밤을 꼬박 새우는 생활을 반복한다든지, 밤에 일하고 낮에 자는 생활은 몸에 무리를 준다. 그래서 호텔, 병원 등에서 교대근무를 하는 사람들은 특히 주의해야 한다.

여성이 춥고 메마르면 자궁이 약해진다

비뇨기는 신장맥에서 보지만 실제 결과로 나오는 생식기 문제는 삼초맥에 나타난다. 여자의 자궁에 문제가 생겼거나 남자의 성기능에 문제가 생기면 삼초맥에서 예외 없이 나타난다. 삼초는 유방과 위장의 건강까지 지배하기 때문에 여자의 자궁은 촉촉하고 따뜻해야 한다. 삼초맥이 춥고 메마르면 생명력이 떨어지는 법이다. 무리한 성생활은 남녀 모두에게 좋지 않으며, 남자도 성기가 싸늘해지면 죽을 때가 되어가는 것이다.

심포와 삼초는 한의학적인 개념이라 모호하다고 생각할 수 있지만, 맥을 공부하는 순간 모든 게 명확해지고 그런 모호함이 없어진다. 게다가 고전에도 삼초는 자궁이라고 표현한 구절이 나와 있다. 삼초는 우리 몸에서 자궁과 남자의 생식기를 보는 것이라고 하면, "그 근거가 어디에 있습니까?" 하고 의심하는 사람도 있다. 임상에서 40년 가까이 쌓아온 데이터가 딱딱 맞아떨어지며 틀리는 법이 없으니까 그게 증거다. 폐경이 됐는지, 생리통이 심한지, 생리가 덩어리지는지, 물이 많은지 삼초맥을 보면 다 알 수 있고 확률은 100%라고 말해도 좋다. 맥진을 하면서 고전에 있는 언급들도 직접 임상에서 모두 봤기 때문에 나도 고전을 신뢰하며 자신있게 떠들 수 있게 됐다.

맥동을 확인하고 어느 장부에 병이 들었는지 찾아내는 원리를 정립한 지산 박인규 선생님은 "자궁은 부엌의 아궁이다"라고 가르치셨다. 아궁이는 따뜻해야 위에 얹어놓은 무쇠솥의 밥이 익고 제 역할을 한다. 그래서 여자는 하체가 따뜻해야 한다. 삼초가 건강하지 않으면 몸의 에너지가 돌지 않는다. 설익은 밥이나 축축한 밥이 되면 먹기 힘들어서 밥을 다시 해야 할 수도 있다. 삼초맥을 볼 때는 온도, 물기 두 가지가 핵심이다. 따뜻해야 하고 습도가 맞아야 한다.

자궁은 동굴이다. 살아 있는 구멍이 건강하려면 물기가 적당히 있어야 한다. 그와 관련해 여자는 생리불순을 보고 남자는 낭습을 본다. 자궁에 병이 온 사람인데 자궁이 뜨거운 경우는 없다. 예전에는 엄마들이 딸을 키울 때 "찬 데 앉지 마라", "절대 팬티만 입고 다니지 말고 그 위에 속바지를 반드시 입어라" 하고 말했다. 자궁을 따뜻하게 보호하려는 목적이다. 난임 환자들에게도 가장 많이 하는 이야기가 "손발과 배를 따뜻하게 하지 않으면 임신이 안 된다"는 것이다. 한의학적으로 늘상 우리의 건강 상식에 있던 이야기다. 환경에 바람이 불면 염증과 물이 많이 생겨 냉대하가 오고, 메마르니까 폐경이 빨리 온다. 사람이 왕래하지 않는 죽은 동굴에 가면 온도감이 없기 때문에 섬칫하다. 적당한 물기와 따뜻함을 유지하려면 찬바람으로 냉기를 노출시키는 것을 피해야 한다.

삼초의 건강 상태는 첫째 위장, 둘째 대장과 소장이 직결돼 있어 파장이 퍼져간다. 자궁에 병이 든 원인을 찾아들어가면 첫째, 신장의 수분 조절에 문제가 생긴 경우가 있고, 둘째 감정적 지배를 하는 간장에 문제가 생긴 경우가 있고, 셋째 마음의 상처로 인한 심장이 문제인 경우가 있다. 여성이 몹시 긴장하면 생리 주기가 틀어져버린다. 스트레스를 많이 받으면 하혈하기도 하고 생리통이 극심해진다. 여성의 생리는 나이, 간장의 분노, 갱년기로 인해 물기가 마르고 혈이 마르는 것, 스트레스와 심리적 긴장 등에 직접적인 영향을 받는다. 생리 주기, 양, 색깔에 변화가 있는 것은 임상에서도 정확히 확인할 수 있다.

삼초맥을 볼 때는 자궁의 건강에 심장이 영향을 줬느냐, 간장이 영향을 줬느냐, 신장이 영향을 줬느냐를 반드시 본다. 신장의 영향으로 나이에 따라서 생리를 일찍 하는 사람도 있고, 일찍 끝나는 사람도 있다. 맥을 보면 어느 쪽이 범인인지 금방 알 수 있다. 심장, 간장, 신장의 상황에 따라 삼초는 결과로서 나타나는 것이다. 심장, 간장, 신장이 건강해야 자궁이 건강하다. 오늘날 난임 환자를 치료하기 어려운 것은 자궁만 보고 있으니까 그런 것이다. 자궁에 영향을 주는 스트레스, 과로, 수면, 무리하게 신장을 쓰는 것 등을 살펴보는 것으로 양생을 삼아야 한다. 12장부가 진단과 치료를 위한 지극히 실용적인 분류라는 것을 생각해보면 거기에 답이 있다.

자궁근종은 적출해야 하는가

가임기 여성이 아니라면 출산의 역할을 끝냈으니 자궁에 근종이 생기면 적출해야 한다는 생각은 조직학적인 발상이다. 자궁이 하는 일은 끝났으니까 없어도 인체에 영향이 없다고 생각하는 것이다. 그러나 자궁은 심장, 간장, 신장과 연결돼 있고 서로 영향을 주고받는다. 자궁이 없어지면 가장 많이 오는 증상은 상실감, 우울증이다. 자궁 적출을 한 사람에게 가장 흔한 증상이 마음의 병이고, 실질적으로 심장, 간장, 신장에 장애가 와서 그것은 맥에 고스란히 나타난다. 한의학에서 고전을 자꾸 언급하는 이유는 오장육부를 볼 때 조직학적, 기능학적, 감정적인 설명을 꿰뚫고 있기 때문이다.

48세의 미혼 여성이 8cm가량의 자궁근종이 생겼다며 내원한 사례가 있었다. 산부인과에서는 결혼을 할 계획이 없다면 하이푸 수술을 하라고 권했다고 한다. 걱정이 됐던 환자는 몇 군데에서 상의를 하다가 우리 한의원에 와서 꼭 자궁을 떼어내야 하는지 다시 한번 물었다. 자궁은 심장, 간장, 신장의 영향을 깊이 받기 때문에 자궁이 없어지면 그 역작용이 일어난다. 우울증 같은 심리적 변화를 유발하는 경우가 많은데, 그건 한의학적으로 중요하게 보던 영역이다. 단순한 조직만의 문제는 아니기 때문에 근종이 커서 생기는 다른 문제가 없다면 굳이 적출은 필요없다고 말해주었다. 근종이나 낭종은 서양의학적으로 조직학의 관점에서 병명을 붙인 것이다. 근종이 생겼다는 건 결과로 나타난 현상이다. 그 결과가 심적인 문제인지, 육체적 환경의 문제인지, 음식의 문제인지 병인을 추적해서 그 원인을 제거하는 치료를 하면 작아지거나 관리가 가능한 상태로 만들 수 있다. 환자는 수술하지 않고 지금도 치료하며 관리 중이다.

적출 수술 후에 환자에게 나타나는 증상을 호소해도 의사는 관심이 없다. 신경성으로 몰아 정신과를 갔다고 해도 해결할 수 있는 것도 아니다. 그러면 진짜 환자는 갈 데가 없다. 서양의학도 한의학도 사람의 몸을 완벽하게 볼 수 있는 것은 아니다. 서로 부정할 것이 아니라 관점이 다르다는 걸 인정하면 싸울 일이 없고, 보완하면서 환자를 도울 수 있다.

위와 장은
찬물에 괴로워한다

위와 장이 건강한 사람은 오래 산다. 생명력이 길어지려면 건강하게 먹고 건강하게 내보내야 한다. 건강한 사람의 특징을 보면 절대 음식에 욕심이 없고 급하게 먹지 않고 아무거나 먹지 않는다. 위와 장을 혹사시키지 않는다는 뜻이다. 아무거나 먹지 말라는 것은 영양, 칼로리, 고단백을 따지는 것이 아니라 기가 살아 있는 신선한 음식을 먹으라는 뜻이다.

똑같이 상추를 먹어도 시들시들한 것이 아니라 아침에 텃밭에서 바로 따서 먹는 상추는 내재된 에너지가 다르다. 제철에 맞는 음식을 먹으라는 것은 한의학에 바탕을 둔 설명이다. 한의학에서는 음식과 관련한 설명을 할 때 맛, 냄새, 기운을 들여다본다. 비장과 위장을 창름지관(倉廩之官)이라고 하는 것은 에너지를 보관하는 곳이기 때문이다.

초진 때 가장 많이 보는 쟁점은 '잘 먹는가', '잘 배설하는가', '밤에 화장실 몇 번 가는가', '잠을 잘 자는가' 이런 것들이다. 생명력의 기본은 잘 먹고 잘 내보내고 뇌를 과하게 쓰지 않고 잠을 잘 자는 것이다. 폐도 운동을 하고 심장도 운동을 하지만, 소화기도 그렇다. 음식을 먹고 내보내는 전 과정을 수행하는 식도에서 항문까지는 하나의 파이프와도 같다. 대장, 위장, 삼초, 소장, 담낭 등은 모두 같은 영역이다. 이들 육부는 하나로 연결돼 있으며, 맥에서 육부를 보면 그 사람의 섭생을 쉽게 알 수 있다. 평상시 생활하고 잠자는 습관이 육부 맥에서 다 보인다.

위와 장은 규칙적인 운동을 하는 장기다. 위장은 물기가 마르면 운동량이 떨어지기 때문에 건조함을 싫어한다. 비장은 습한 것을 싫어하는 것과 대비된다. 위장은 적당히 촉촉해야 하고 따뜻해야 한다. 술을 과음하면 위장이 망가지며, 너무 흥분해도 대장이 망가진다. 속을 끓이면 위장이 찡그리고, 내가 웃으면 위장은 따라 웃는다.

기분이 좋으면 위장도 즐겁다

위장 건강의 기본은 규칙적으로 운동하는 것이다. 어떤 날은 많이 먹고 어떤 날은 전혀 안 먹는 건 좋지 않다. 인체는 하루 세끼를 꾸준히 먹어왔기 때문에 한꺼번에 과하게 위장을 운동시키면 안 된다. 과식, 탐식, 폭식은 모두 해롭다. 위장은 먹은 음식을 반죽하는 장기이기 때문에 적당한 양만 들어가 있으면 기분 좋게 운동하겠지만, 한꺼번에 와장창 집어넣으면 반죽도 잘 안 되고 과부하가 걸려서 급체한다.

위장맥을 살필 때는 비장, 심장, 간장, 그리고 마지막에 감기를 체크한다. 감기에 걸리면 밥맛이 떨어지는데, 폐가 기운이 없으면 위장도 운동이 안 돼서 그렇다. 위장 경락은 둘째발가락에서 출발해 가슴을 향하고 머리까지 올라간다. 위장이 병들면 경락이 지나가는 순서대로 병이 든다. 위장을 건강하게 하려면 기분 좋게 밥 먹어야 한다. 위장이 머리로 달리고 있어서 기분 상태에 따라 직접적인 영향을 미치기 때문이다.

그래서 화가 났을 때는 오히려 굶는 것이 더 좋다. 위장 경락이 심장으로 연결되기 때문인데, 위장병 걸린 사람에게 가장 많은 경우가 골치 아픈 것이다. "저놈 얼굴만 쳐다봐도 밥맛 떨어져"라는 말을 하는 사람이 있고, 물만 먹어도 체한다는 사람이 있다. 그것은 생각과 감정에서 오는 것으로, 위장은 감정의 지배를 가장 많이 받기 때문이다. 『동의보감』에서는 이미 언급돼 있는 사실로, 현대 의학으로 이야기하면 위장은 미주신경이 연결돼 있어서 신경성 위염이 나타난다. 서양의학적 설명에 익숙한 손자들보다 배움이 짧은 할머니들이 우리 몸에 대해 더 잘 알고 있는 이유는 모두 『동의보감』의 상식이 민간 깊숙이 퍼진 덕분이다.

한의사는 위장이 담고 있는 에너지, 감정, 흐르는 길을 설명해야 한다. 밥맛이 좋으려면 기분도 좋아야 한다. 신나면 밥맛이 꿀맛 같다. 감정이 불편하고 비장맥에 고뇌가 많고 심장맥에 번뇌가 있으면

"건들지 마. 아무 생각도 하기 싫고 그냥 누워 있을 거야"하는 심정이 된다. 근심걱정이 머릿속에 들어가 있으면 밥 먹으라고 엄마가 깨워도 "나 안 먹어"라고 한다. 이건 비장의 문제로 비장과 위장은 표리 관계이며 위치상으로도 가까이 붙어 있다.

사람은 생각과 감정으로 음식을 먹는다. 일 때문에 호텔 뷔페에 갔는데 집에 와서 라면을 끓어먹는 사람도 많이 봤다. 밖에 나가 비싼 밥 먹고 들어와서 왜 그러나 싶지만, 누구와 밥을 먹는지가 중요하기 때문이다. 같이 있던 사람과 먹을 때 마음이 흡족하지 않았다는 뜻이다. 지중해 식사법 내용을 보면 사교를 중요시한다. 대체의학을 하는 사람 중에도 한의학과 같은 이야기를 하는 경우가 많다.

과음, 과식, 과민은 대장을 괴롭힌다

대장은 우리 몸에서 대사 과정이 끝나고 찌꺼기를 내보내는 곳이다. 대장이 민감하거나 너무 축축하거나 너무 메말랐거나 얼어붙은 맥이면 치질이 있는지, 장에 가스가 심한지, 방구 냄새가 독한지, 모두 파악할 수 있다. 예쁘게 차려 입고 앉아 있는 여성 환자도 맥을 보면 그런 게 다 보여서 민망할 정도다.

"최근에 자신의 대변을 살펴본 적이 있나요?"라고 물으면 그렇다고 대답하는 사람은 별로 없다. 잘 먹었다면 잘 빼내야 한다. 우리 몸에서 찌꺼기를 빼는 곳은 방광과 대장이다. 수분은 소변으로 나머지는 대변으로 나오는데, 색깔과 냄새가 중요하다. 와신상담이란 고

사성어는 중국 춘추시대 월나라와 오나라 사이에 벌어진 이야기에서 나왔는데, 월왕인 부차가 오나라에 붙잡혀 왔을 때 환심을 사려고 오왕의 대변을 맛본 뒤에 며칠이면 차도가 있을 것이고 완쾌할 것이라고 이야기했다는 내용이 있다.

현대인들 중에는 확실하게 변비나 설사라고 말하기는 애매한데 미세하게 변비나 설사가 의심되는 증상을 가진 사람이 많다. 대장에서는 찌꺼기를 못 내보내도 문제이고, 물이 너무 빠져나가도 문제다. 배설과 관련해 자신의 건강을 체크하는 것도 좋은 양생이 된다. 장은 깨끗이 비워야 하며 숙변이 쌓이지 않도록 관리하는 것이 가장 중요하다.

단식을 하면 피부가 고와지는 것은 몸 안에 생긴 대장의 찌꺼기가 싹 빠져나가 깨끗해지기 때문이다. 장이 깨끗해지는 것이다. 변비가 심한 사람은 피부도 지저분하다. 고전에서 대장을 설명할 때 전도지관(傳道之官)이라고 해서 운동성을 본다. 물질을 변화시켜서 내보내는 곳으로, 대장은 우리 몸에서 가장 긴 장기다. 7m에 이르는데, 만약 그중 3m만 찌꺼기가 빠지고 4m는 찌꺼기가 안 나가면 어떻게 될지 상상해보라.

대장은 간장과 부부 장기다. 대장이 크다는 건 간장이 크다는 이야기다. 너무 흥분하면 간장이 영향을 미쳐 대변을 못 본다.『삼국지』에 나오는 이야기처럼 장군은 대변 보는 소리가 다르다. 같은 이유로 사람을 보지 않고도 맥을 보고 똥배가 나왔는지 알아맞힐 수 있다. 오늘날 루프스, 크론씨병, 과민성 궤양 등은 서양의학에서 붙인 병명이지만, 어떤 현상 때문에 궤양이 생겼고 곱똥이 나오고 물

설사를 하는지 맥을 보면 알 수 있다. 거기에 대한 처치법은『동의보감』에 이미 안내돼 있다.

양생을 위해 대단한 걸 하지 않더라도 대장은 운동성이 있는 곳이기 때문에 따뜻해야 한다. 빈속에 냉수를 벌컥벌컥 마시는 건 좋은 습관이 아니다. 기분상으로는 시원한 것 같지만 내장은 힘들어한다. 배는 따뜻해야 하고 발도 따뜻해야 하며, 머리만은 냉철하게 시원해야 한다. 에어컨 켜놓고 이불 안 덮고 자면 다음날 어떻게 되는지 확연히 알 수 있다. 음식은 따뜻한 것이 좋고 배를 차갑게 하면 배탈난다는 상식은 지극히 한의학적이다.

양생은 조직학에 맞추는 것이 아니라 인간에 맞춰야 한다. 잠을 잘 때는 아무리 더워도 배는 덮고 자야 한다. 위와 장을 따뜻하게 보호하기 위해서다. 위와 장이 따뜻하면 맥이 살아 있다. 장이 약해서 까딱하면 물갈이하고 설사하는 사람들은 맥이 차갑고 지저분하다. 대장맥에서 발견되는 치질은 춥고 메마른 것이다. 치질 환자에게 과음은 나쁘다. 술이 열을 내니까 뜨거운 것 같지만 사실은 차가운 성질이기 때문이다. 차가운 상태에서 오래 앉아 있으면 혈관 속은 잘 흐르지 못하고 쪼그라들어 정맥류가 터져나가는 것이 치질이다.

질투심이 솟아나면 소장이 아프다

위와 장을 편안하게 하는 습관은 천천히 먹고 자극을 주지 않으며 따뜻하게 하는 것이다. 한마디로 절제하는 것이다. 소장과 관련된 양생의 개념은 영양과 흡수의 문제도 있지만 감정의 문제가 더해진다. 마음의 병은 소장에 바로 전달되는데, 심이열어소장(心移熱於小腸)이라는 고전의 구절대로다.

어르신들이 쓰는 말로 "마음이 편해야 속이 편하지"라는 표현이 있다. 마음이 불편하면 먹은 것도 체하고 잘 내려가지 않는다. 변비에 걸리거나 급체하거나 배가 아프기도 한다. 소장은 임금님의 후궁이라고 한다. 임금 옆자리에는 왕비가 있는데, 임금이 죽으면 가장 다급한 것은 후궁이다. 왕비는 자식이 있으니 자리가 지켜지지만, 후궁은 자식이 있어도 낙동강 오리알이 된다. 인간 세상처럼 심장과 소장의 관계가 그러해서 마음에 해당하는 심장이 약해지면 소장에 그 영향이 가장 먼저 전달된다. 아기를 낳을 때도 긴장하면 아기가 안 나온다. 그래서 심호흡을 하고 남편이 손을 잡아주면서 진정시켜야 하는 것이다.

심장에 스트레스를 가하고 몰아붙이면 소장에서 병이 생긴다. 감정적으로는 심기를 건드리면 배가 아프다. 임상에서 맥을 보면 그것이 정확하게 나온다. 심장이 말라 비틀어지면 소장도 말라 비틀어지고, 심장이 긴장되면 소장도 긴장되어 생기는 것이 식도염이다. 사돈이 논을 사면 배가 아프다고 하는 것은 한의학적 표현이다. 우리말에도 질투 나는 상황에서 "배아파 죽겠다"고 말한다. 심기가 불편하면 가장 먼저 반응하는 것이 소장이기 때문인데, 질투심을 버려야배가 안 아프다. 사돈이 논을 사도 축복해주고 남이 잘 되는 것을 기뻐할 줄 아는 마음을 키워야 한다. 비교하고 미워하는 마음을 버려야 속이 편안하다.

소장은 부드러운 곳이며, 조급하게 조르면 안 된다. 심장의 화를 돋구거나 긴장시키면 곧바로 신경성 배앓이를 한다. 마음이 불편할 때 배를 따뜻하게 하면 진정이 된다. 한국인들의 빨리빨리 문화는 심장이 애쓰게 하고 스트레스를 올린다. OECD 국가 중에서 갑상선 암 발병률이 한국이 1위인 것은 빨리빨리 문화 때문이다. 소장맥에서는 갑상선을 볼 수 있다. '남들보다 앞질러가야 한다'는 인식은 전쟁 피난 길에 뒤처지면 죽는다는 기억이 DNA에 남아 있기 때문이라고 할 수 있다. 맥진을 할 때 실제로 가장 많이 보는 것이 여자는 갑상선의 혹이고, 남자는 전립선 문제다.

허리를 숙이고 걸으면
인생도 꺾인다

현대 한의학의 역할은 조직의 질병이 아니라 기능적 질병과 구조적 질병을 진단하고 치료하는 데에 의미가 있다. 맥진에서 구조적인 질병은 특히 방광맥을 보면 알 수 있다. 한의학의 12장부에서 방광은 유일하게 장기가 아니라 경락을 설명하는 것이다. 서양의학에서 말하는 해부학적 개념으로 오줌보인 방광(bladder)이 아니라 방광 경락, 즉 척추를 본다. 12장부는 기능적인 분류라서 그렇다. 해부학적 분류로서의 방광은 한의학에서는 신장맥에서 본다. 물과 관련된 장기들을 기능적으로 분류해서 신장이라고 하기 때문이다. 이걸 모르는 사람들은 "방광인데 왜 척추를 봐요?"라고 묻는다. 그렇지만 한의학과 맥진을 공부하려면 용어 자체가 다르다는 걸 인지해야 한다. 북한에서는 오징어를 '낙지'라고 부르고, 낙지를 '오징어'라고 부르는 것과 비슷하다고 생각하면 된다.

12장부의 방광은 머리 꼭대기의 백회혈에서부터 꼬리뼈 쪽의 장강혈까지, 또 새끼발가락까지 내려가는 선을 말한다. 장강혈은 꼬리뼈 끝과 항문 사이의 중간에 위치한다. 방광맥은 척추맥이라고도 할 수 있으므로, 방광 경락이 바르게 서 있는지가 핵심이다. 목뼈는 머리를 나타내는 비장맥에서 살펴보지만, 허리는 방광맥에서 살핀다. 허리가 기울어진 사람은 방광맥도 기우뚱하고, 허리에 힘이 없는 사람은 방광맥도 줄만 나온다. 허리에 진액이 마른 사람도 맥에서 볼 수 있다.

『동의보감』에서는 10종 요통이 방광맥에 나타난다고 말한다. "허리 아픈데 무슨 10가지가 있습니까?" 이렇게 묻는 사람도 있는데, 방광맥의 핵심은 구조를 보는 것이기 때문에 세밀해지는 것이다. 이걸 서양의학적으로만 이해해서 침을 놓고 있으면 한의학 고수가 나올 수 없다. 통증을 다스리는 낮은 수의 진료를 반복하는 것이다.

인체 구조는 허리가 대들보다. 대들보가 반듯하지 않으면 집이 기우뚱해서 결국 쓰러진다. 머리 꼭대기부터 새끼발가락까지 구조를 이루고 있지만 그 중심은 허리다. 척추 건강은 여자의 경우엔 자궁이 지배하기 때문에, 방광맥을 볼 때는 삼초맥과 함께 본다. 자궁과 방광과 신장은 허리를 받쳐주는 근본이 된다. 그래서 자궁에 혹이 생기면 허리도 아프다. 허리 아프다는 환자를 볼 때 자궁은 확인하지 않고 허리만 들여다보는 한의사는 하수다.

척추를 지배하는 장기들

한의학은 병을 바라보는 방향이 종합적으로 발달돼 있다. 학문의 깊이가 짧은 사람이 한의학의 특성을 제대로 이해하지 못하면 자꾸 서양의학적으로 해석하고 따라가는 경우가 있다. 부처님을 기독교처럼 해석하면 설명이 될 리가 없다. 세상과 사물을 보는 눈이 트여 있는 고수들이 자꾸 줄어들어가는 것이 안타까울 따름이다.

허리는 머리를 받치고 있는 척추의 중심부이기 때문에 머리에서 무거운 짐을 지고 있으면 허리가 흔들린다. 어떤 원인으로 허리에 문제가 생기는지 나머지 장부에서 원인을 분석해서 치료하는 것이 방광 경락을 치료하는 것이다. 허리만 보고 치료하면 치료율이 낮을 수밖에 없다. 대장, 소장, 자궁은 척추맥과 바로 연결돼 있다. 방광맥을 보고 병인을 찾아낼 때는 대장, 소장, 삼초를 확인해 범인을 잡아낸다. 척추를 지배하는 곳은 대장도 되고 심장도 되고 담낭도 되고 신장도 되고 폐도 된다. 여러 곳에서 영향을 미치기 때문에 한의학을 깊이 있게 공부한 사람들은 그때마다 허리 아플 때의 침법이 다르다.

방광맥에서 보이는 증상도 삼초맥처럼 결과로서 나타나는 것이라고 보면 된다. 구조를 보는 곳이므로 방광맥의 형태를 보고 척추가 벌어졌는지 내려앉았는지 휘었는지 볼 수 있다. 방광맥에 나타나는 결과들은 평소의 자세가 반영된다. 척추를 반듯하게 세우고 정면을 쳐다보고 바르게 걷는 습관이 있는 사람은 나이가 들었을 때 티가 난다. 자신도 모르게 구부정하고 움츠리는 습관이 있는 사람과 다르다. 나이가 70, 80이 돼도 허리가 꼿꼿한 사람이 있다. "너 육군사관학교 나왔냐?" 어릴 때는 그런 농담을 하곤 했다.

배짱이 있는 사람은 어딜 가도 어깨를 펴고 걷는다. 반면에 땅만 보고 걷는 사람이 있다. 지팡이 짚고 다니는 꼬부랑 할머니는 나이만 먹으면 누구든 그렇게 되는 것이 아니다. 80도, 90도로 유난히 허리가 구부러져서 길에서 유모차를 의지해서 밀고 다니는 할머니들을 가끔 볼 수 있다. 한의학적으로 설명하면 위장, 소장, 대장, 자궁이 무너진 사람들이 그렇다. 쉽게 말하면 고생한 사람들이 허리가 휘는 것이다. 『동의보감』에는 허리 펴는 약을 설명하는 구절이 있는데, 위장, 소장, 대장, 자궁 등의 장기를 돌봐주는 약이 허리 펴는 약이라고 그 원리를 설명하고 있다.

척추로 흐르는 방광 경락에 대한 설명은 지금까지 이야기한 모든 양생의 집약과 같은 것이다. 정리하면 첫째, 건강하려면 똑바로 걷고 자세를 반듯하게 해야 한다. 둘째로 마음을 바르게 쓰고, 셋째로 생활습관을 점검하는 것이다.

소니 회장이
한국에 찾아온 이유

내가 맥진기에 대해 전수받았던 백희수 선생님은 한때 일본에서 '진맥의 달인'으로 알려져, 일본 대장성 장관과 정치 거물들의 난치병을 치료해주기도 했다. 한국의 전통기술을 다른 나라에서는 대기업이 적극 나서서 꽃을 피우려고 시도했던 반면, 국내에서는 하마터면 무관심 속에서 묻힐 뻔하였다. 다음은 1993년 2월 2일 〈매일경제신문〉 1면 기획연재 기사의 일부 내용이다.

"자신의 병명을 알지 못하는 한 환자가 병원을 찾아갔다. 의사는 간단한 진동센서를 환자의 오른쪽과 왼쪽 팔의 맥 부위에 부착한 후 줄로 연결된 중앙장치의 스크린을 켰다. 화면에 나타난 파동이 잠시 후 프린터를 통해 그래픽화되어 나왔다. 인쇄된 파형과 크기를 분석한 의사는 환자가 당뇨병에 걸려 있다고 알려주었다. 이 기계는 세계적인 전자제품 메이커인 일본의 소니사가 내놓을 전자맥진기다."

이부카 마사루 소니 명예회장은 당시 20여 년 동안 심한 당뇨병을 앓고 있었는데, 의학적 원인 규명은 못한 채 힘들어하고 있다가 수소문 끝에 1987년 몸소 한국으로 백희수 선생님을 찾아왔다. 사실 백희수 선생님은 이미 1979년 스위스 제네바에서 개최된 세계 발명품과 신기술 경진대회에 맥진기를 출품해, 의료기기 분야의 최우수상을 받기도 했다. 충분한 설명을 듣고 난 이부카 회장은 자신의 치료를 겸해 맥진기를 상품화하기 위해 소니사에 기술을 전수해 줄 것을 요청했다.

아무리 수많은 증상에 대한 치료법이 고전에 적혀 있다 해도 정확한 치료와 맞는 약재를 쓰려면 질병의 부위와 증상, 원인을 알아야 한다. 그래서 맥진은 중요한 것이다. 맥이 뛰는 상태를 살펴서 몇 번 뛰느냐 체크할 뿐 아니라 경지에 이르면 인체의 내부 상태, 혈액순환의 강약과 허실을 찾아 맥의 부침으로 증세를 판단할 수 있다. 피부 근육의 이상, 척추와 골격의 이상도 가려낼 수 있다. 손으로 짚는 맥진은 여러 가지 변수가 있어서 웬만한 고수가 아니고서는 오진이 나올 수도 있는데, 백희수 선생님은 30년간 맥진의 과학화에 힘을 쏟은 결과 맥진기가 탄생할 수 있었다. 맥의 상태를 전자로 잡아내 파형 그래프로 나타내주기 때문에 손으로만 짚던 맥을 그림으로 볼 수 있게 됐다. 그걸 처음 알았을 때 나는 너무 기뻐서 아직 학생이었지만 찾아가서 가르침을 청했던 것이다.

후배 한의사들이 참여해서 함께 맥진을 연구하기 위해 나는 1987년 이후로 대한맥진학회(2022년 심안맥진학회로 변경)와 약침학회를 조직해서 한의학의 진단 기술을 한의학답게 펼치기 위해서 노력하고 있다. 우여곡절 끝에 1993년에는 맥진기가 의료보험에 포함되어 보건복지부 지정 한방의료기 1호가 되었다. 당시엔 한 번 맥진을 할 때 1만 원으로 책정되었는데, 이후에 백희수 선생님이 돌아가시고 (이때 소니가 투자하던 일본 대학의 한의학 연구 포럼도 없어졌다) 내가 뒤를 이어 업그레이드해서 맥진기를 발전시켰다.

반복해서 맥을 재도 똑같이 나온다

백희수 선생님이 돌아가시고 아드님이 운영하던 맥진기 회사가 부도난 후, 내가 외면하면 맥진기는 명백이 끊어질 상황이란 걸 나는 깨달았다. '이걸 제대로 이해하고 아는 사람이 나밖에 없구나' 하는 생각에 위기감을 느끼게 되었다. 25년 특허권도 종료된 상황이라서 나는 개발에 직접 뛰어들어, 초창기 모델인 희수식 맥진기를 보완한 디지털화된 모델을 완성했다.

2011년 6월 서울의 한 호텔에 20여 명의 기자들이 모였다. 예전 모델은 펌프를 이용해 수동으로 압력을 넣어 측정했기 때문에, 세게 또는 약하게 누르는 것에 따라 정확성의 편차가 있다는 단점이 있었다. 숙련된 시술자는 일정한 세기로 누를 수 있지만 그렇지 않은 경우도 있었다. 그 점을 보완하는 새로운 모델을 개발해 '심안맥진기'라 이름붙였다. 나는 이걸 직접 시연하기 위해 기자회견을 요청한 것이다.

기자들 사이에서 이런저런 질문들이 나왔다. "맥진기는 손으로 맥을 짚는 것과 뭐가 다른가요?" "맥진기로 뭘 알 수 있나요?" 그러다 어느 여기자가 예리한 질문을 던졌다. "재현성이 있나요?" 재현성은 측정한 결과가 다시 나타나는 성질을 말한다. 똑같이 맥진을 반복하면 똑같은 결과가 나타나는지 묻고 있는 것이다. 나는 질문 있는 사람은 모두 나와서 맥진을 받으라고 공개 시연을 했는데, 질문했던 여기자에게 물었다. "당신의 몸에 대해서 공개적으로 다 말해도 됩니까? 부끄러운 부분까지 공개해도 괜찮나요? 부부관계도 다 나옵니다. 그런 거 말해도 이의 없을 거죠?"

맥진 시연에 참여한 기자들의 몸 상태에 관해 맥동과 맥파를 해석해줬더니 기자들이 난리가 났다. 정확성에 대해서는 아무도 이의가 없었다. 재현성을 증명하기 위해서는 잠시 후 다시 맥진을 해야 했는데, 식사를 하고 나서 다시 한 번 맥진을 하기로 했다. 밥을 먹고 나서 1시간 후에 맥진 시연을 또 했는데 똑같은 맥동과 맥파가 나오자, 이번에는 재현성에 대해서도 이의를 다는 사람이 없었다.

이후 〈한국경제신문〉, 〈서울신문〉 등에서 맥진기의 정확한 진단력에 대해 기사가 쏟아져나왔다. 손으로 짚는 맥진은 과학적인 기계 없이 주관적인 감각에 의존하기 때문에 객관화하기 어려웠지만, 이제는 표준화 계기를 마련했고 객관성 확보가 가능해졌다는 것이다. 한의사들이 다양하게 사용하고 있는 침법이나 한약 처방 등이 객관적으로 효과가 있는지 맥동과 맥파의 변화를 통해 검증이 가능해졌다는 평가였다.

맥진 판독을 자동화할 수 없을까

의사의 일을 업무적으로 분석해보면 사실은 매뉴얼대로 반복하는 봉사직이 맞다는 것이 내 생각이다. 의료계에서 뛰어난 한 사람이 기술을 잘 닦아서 매뉴얼로 정리해놓으면 다른 의사들은 가서 배우고 와서 적용하면 된다. 너도나도 최고의 고수일 필요는 없다. 대신 인성교육은 돼야 한다. 그런데 최근에 와서는 의사가 그저 돈 잘 버는 직업으로만 인식이 박혀서 국가 정책상의 정비가 필요한 것이 아닌가 싶은 생각이 든다.

서울대, 연고대 학생의 30%가 의대에 가기 위해 빠져나간다는 뉴스를 봤다. 대학의 총체적 난국이라고 생각한다. 서울대 경제학과 출신의 변호사가 한의대에 편입했다가 본과 1학년 재학 중에 맥진을 배우겠다고 찾아왔던 적이 있다. 그는 앞길이 안 보여 한의대에 온 것이 후회되기도 한다고 말했는데, 한의사 선배로서 마음이 아팠다. 한의학의 현대화, 매뉴얼화에 힘쓴 사람이 극히 소수뿐이라서 젊은 제자들에게 진짜 한의학다운 핵심 사고와 기술이 전수되지 못했기 때문이라고 생각한다.

현재 90이 넘으셨지만 생존해 계신, 내가 존경하는 이근춘 선배라는 분이 있다. 그분도 스승에게 배워서 제자들에게 맥을 이어주려고 가르치셨기 때문에, 후배 한의사들이 많이 배웠다. 그런데 수많은 환자들을 쫓아다니면서 몸으로 배우고 사사받으면서 손의 감각을 익혀야 하는 일이기 때문에 지금은 배우는 사람이 점점 없어져버렸다. 『빈호맥학(瀕湖脈學)』을 깨우쳤다는 맥진을 좀 하는 한의사가 있는데, 이 또한 손으로 짚어서 감각을 익히는 데는 시간이 걸리기 때문에 전달의 어려움과 객관성의 문제가 존재한다. 게다가 어느 직업이든 현대인들은 시간이 많이 걸리는 공부에는 자기 시간을 잘 투자하지 않는다.

이런 상황이니까 내가 맥진 강의를 안 해버리면 한의학계에서 맥은 완전히 끊어질 것이란 위기감과 사명감도 느낀다. 다행히 맥진기를 쓰면 환자와 한의사의 상담 질이 높아지는 것도 있는 데다가, 그 데이터를 한의사들 모두가 공유해서 함께 연구하고 협진도 할 수 있다. 전국의 한의사뿐 아니라 미국, 유럽, 일본에 있는 한의사도 같은 데이터를 보면서 이야기할 수 있다. 게다가 약을 먹고 침을 맞고 난 후의 변화된 맥파까지 다 비교해서 볼 수 있다. 몸이 나아졌는지, 치료가 더 필요한지 객관적인 데이터가 확보되는 것이다. 캄보디아에서 양생대학을 설립하려는 것도, CT나 MRI의 자동판독처럼 맥진기의 자동판독이 가능하도록 힘쓰고 있는 것도, 내가 할 수 있는 범위 안에서 사명을 다하려는 노력이다.

나는 한의대를 졸업하자마자 1985년 정선군에서 첫 개원을 하고 진료를 시작했다. 본과 4학년 때 A. J. 크로닌의 『성체』, 『천국의 열쇠』를 읽고 감동받아서 진폐증 환자를 고치겠다는 꿈을 꾸었기 때문이다. 남상천 선생님께 배운 약침으로 진료를 봤는데, 실제로 진폐증 환자들이 눈에 띄게 많이 좋아졌다. 그때는 환자가 너무 많아서 아침 5시부터 밤 11시까지 코피 흘려가면서 진료를 봤다. 약침과 관련해서 계속 무료 진료를 펼치려면 지원을 받아야 했는데, 결국엔 꼭 필요한 행정적인 부분에서 도움을 받지 못해 꿈을 접어야 했다. 그렇게 강원도 진료를 접고 1989년 서울로 올라와 진료를 하다가 지금은 원주에서 맥진을 보고 있다.

40년 가까이 맥진을 하면서 환자와 대화하다 보니까 고전의 원리 원칙이 얼마나 정확한지, 얼마나 사람을 종합적으로 정밀하게 이해하고 있는지 깨닫게 되었다. 맥을 공부하지 않고 맥을 볼 수 없었다면 보이지 않았을 것들이다.

현대 의학은 마음을 들여다보는 데에는 별 관심이 없다. 진료 시간이 2분, 3분밖에 안 되는 병원에서 환자들은 갑갑증을 느낀다. 완전히 낫지 않았는데 이 병원에서 더 이상은 나아질 것 같지 않을 때 환자는 "괜찮다"고 말해버린다. 병원에서든 한의원에서든 마찬가지다. 환자 입장에서는 자신의 이야기를 들어줄 곳이 필요한 것이다.

그런 면에서 맥진은 도움이 될 수 있다. 맥진의 장점은 심신을 다 읽는다는 것이다. 이 책에서 이야기한 사례들뿐 아니라 인간의 질병은 마음에서 비롯되었고, 마음에서 출발해 몸을 약하게 만든다는 걸 보여주는 데이터는 차고 넘친다. 많은 이들이 이 책을 통해 질병을 바라보는 시각, 인간을 바라보는 시각이 더 깊어졌기를 바란다.